神経筋骨格系メディスン **SFIMMS** シリーズ

ファンクショナル・メソッド
オステオパシー・マニピュレーション・メディスン

FUNCTIONAL METHODS IN
OSTEOPATHIC MANIPULATIVE MEDICINE
JAPANESE TRANSLATION

非アロパシー的アプローチによる
神経筋骨格系のメカニカルな関係性の混乱の評価と治療

ハリー・D・フリードマン DO FAAO

ファンクショナル・メソッド
オステオパシー・マニピュレーション・メディスン

FUNCTIONAL METHODS IN
OSTEOPATHIC MANIPULATIVE MEDICINE
JAPANESE TRANSLATION

非アロパシー的アプローチによる
神経筋骨格系のメカニカルな関係性の混乱の評価と治療

ハリー・D・フリードマン DO FAAO

臨床学准教授

ミシガン州立大学オステオパシー医科大学家庭医学部
ミシガン州イーストランシング

トゥーロ大学
カリフォルニア州バレーオ

ウェスタン大学
オステオパシー医科大学、カリフォルニア州ポモナ

ニューヨーク・オステオパシー医科大学
ニューヨーク州オールドウェストバリー

イラスト ディヴィッド・M・ドリスコル DO
翻訳 池島良子
監訳 鈴木真里子
友広勝哉

ファンクショナル・メソッド
オステオパシー・マニピュレーション・メディスン

FUNCTIONAL METHODS IN
OSTEOPATHIC MANIPULATIVE MEDICINE
JAPANESE TRANSLATION

非アロパシー的アプローチによる
神経筋骨格系のメカニカルな関係性の混乱の評価と治療

SFIMMS Press, Santa Cruz, California www.sfimms.com
Library of Congress Control Number: 2017904479
ISBN 978-09701841-3-9

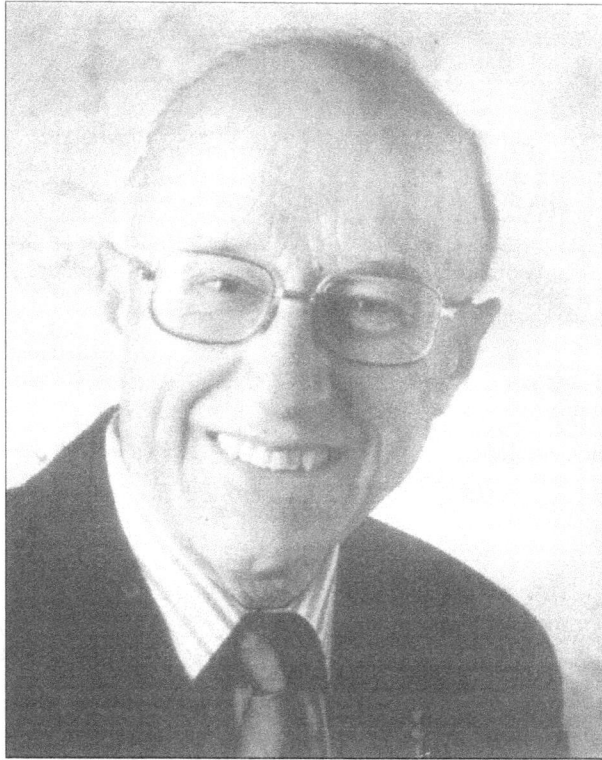

ファンクショナル・メソッドの創始者である
ウィリアム・L・ジョンストン DO FAAO（1921年2月17日〜2003年6月10日）に捧げる

夏の雨のように、
あなたは優しい速さの愛とともに
私の満載のボートに降ってきた。

ボートは転覆し、
私は遠くの驚くべき岸に向かって泳いだ。
あなたは完璧な波のように私を楽々と持ち上げ、
息を切らした私を
その神聖な癒しの地のそばに運んだ。

だが私は今、あなたとともに体験した
最も大きな波乗りのスリルに
より価値を見出している。

この版の序文

1983年の秋、私はオステオパシー医科大学に入学するため、イーストランシングに到着した。カリフォルニアから来た私が感じたミシガンの第一印象は、実は・・・面白みに欠ける・・・非常に面白みに欠けるというものだった。オステオパシー医科大学のあるフィーホールは、ミシガンの空高くそびえ立っていたが、その中にいる「オステオパシーの巨人たち」と比べたらちっぽけなものだということを、私はまもなく発見することになった。

私にどんな将来が待っているのか、私の世界観や知覚力にどのような変容が起ころうとしているのか、全く予測がつかなかった。ミシガン州立オステオパシー医科大学（MSU・COM）を私が選んだ理由は主に、アメリカ・オステオパシー・アカデミーのフェロー（FAAO）が7人も揃っているからだった。残念ながら、私はすぐに、彼らのほとんどが研究や管理業務や患者の治療に没頭していて、学生を教える正式な授業はまったく受け持っていないことを知った。そのため、この信じがたい失望から立ち直った後、私は2、3人のクラスメートと共にフィーホールの「オステオパシーの巨人たち」を探し求めた。

そこでの体験は、私たちの生活をひっくり返し、逆転させた。この地の面白みのなさが、いかにまやかしであったことか。言うまでもなく、フィーホールのキャンパスに居並ぶ数多くの著名な「オステオパシーの巨人たち」は、各々がオステオパシーの異なる側面を明らかにし、それが私たちと、私たちの職業人生を永遠に変えた。実際、MSU・COMの優れた講師陣から継続的な指導を受けたあの日々ほど、教育の真の意味が明らかになったことはなかった。

ビル・ジョンストンと初めて会ったときのことを今でも覚えている。彼はベージュのシャツに緑のチェックのパンツをはき、紐ネクタイを結んでいた。優しい雰囲気と楽しそうな表情が、次に続く知的で単刀直入な会話と対照的だった。彼は、飛行機はどうやって航路を保っているか説明できるかと私に尋ねた。システム理論とサイバネティック原理を専攻した私は、操縦システムのコントロール・メカニズムに飛行機の方向に関する情報をフィードバックすることによって保つのだと説明した。飛行機の実際の方向が、プログラムされた方向と比較され、調整が施され、それによって所定の航路へと飛行機が操縦される。

彼は、「そう、そしてそれがまさに生理学的なシステムが機能する方法なのだ。感覚受容器からのフィードバックを使って、生命に必要な多数の生体内作用の航路を保つ」と答えた。「だから、」と彼は続けた。「飛行機が航路を外れたことをシステムが認識し、その相違をコントロール・メカニズムに正しく入力すると、元々のセット・ポイントへと自らを調整して航路に戻る。だからこそ、ファンクショナル・メソッドを用いて運動性コントロール・システムの混乱を評価し治療することが可能になる」彼は説明を続けた。「システムは、正中線に対して対称的に機能するよう作られている。システムが非対称性の運動をして正中線が損なわれた場合、臨床家は運動性フィードバックを導入する。それによってシステムが正中線を再構築してファンクショナルな対称性を回復することができる。」

ジョンストン博士は更に、そうした差異を運動性システムの運動挙動の非対称性として触診する方法を見せてくれた。片手でシンプルな運動の要求（回旋など）を導入し、混乱のある組織がそれに応じようとするときに生じる緊張反応をもう一方の手で感じる。過剰な反応がある場合は、緊張反応を減少させる運動の要求を加えて反応が治まるようにし、感覚フィードバックを与えてシステムが緊張の差異（失調反応と生理学的な運動反応との差異）を認識し、それによって対称的な反応を再構築できるようにする。

ジョンストン博士は、組織に混乱がある部位に多くの検査を実施し、その中に他のものより信頼性の高い検査があることに気付いた。ジョンストン博士の生涯に渡る探求の1つは、信頼性と再現性のある検査を、その目的のためだけに開発することだった。この検査手順の均一化は、彼の思考法にとって重要なものであり、彼の教育活動や研究活動、臨床での記録法にも適用された。博士は、専門家が用いる検査のほとんどに均一性や信頼性がないと主張し、博士の研究努力は基本的な検査手順の検証に向けられた。ジョンストン博士は、触診と検査の手順についてどのオステオパスよりも多くの臨床研究を著し、発表した。研究と臨床観察から得られた知識をもとに、ジョンストン博士は、触察スキルと均一な検査手順に焦点を当て、運動反応の混乱を評価し治療する臨床問題解決アプローチを開発するコースを作った。

ジョンストン博士がオステオパシーに向ける思慮深い厳しさに匹敵するものなどほとんどない。同様に、博士が適用したスキルに匹敵するものもほとんどない。博士には主要な機能障害を見つける才覚があった。通常は胸郭にあり、それが解消されると筋骨格系の完全な再編成がもたらされる。思考と同じく触診もしっかりしていた博士は、臨床上重要な混乱を明らかにする可能性のある全ての身体領域間の関係性を調べ尽くした。

オステオパシーの医師であり、オステオパシーの教育者であり、オステオパシーの研究者でもあるビル・ジョンストン DO,FAAO は、各々の分野で卓越し、博士のユニークなオステオパシーの融合においてそれら全てを希求した。だが、ビル・ジョンストンは、私にとってはそれ以上の存在であり、彼自身も、それ以上の何かになることを考えていたのではないか、少なくとも望んだのではないかと思う。私にとってビルは、革命的であり、批判的な思想家であり、哲学者であった。彼はその手をオステオパシーの歴史に置き、その目をオステオパシーの進化に向けた。臨床で、教育で、研究で、休むことなく働いてその革命を前進させた。

ジョンストン博士は、静かな反逆者だった。自分に注目を集めようとはせず、彼のライフワークを認めたり理解したりしない人たちを批判することも決してなかった。彼の革命は単独での努力であり、自分の理念を支持するグループや派閥を持たず、誰かを取り入れようとすることもなく、誰かを敵と見なすこともなかった。ビル・ジョンストンは、忙しいクモのように、ひたすら自分の仕事を続け、観察をベースとした研究で確認した知識の複雑で繊細な網を織った。私のような幾人かが、彼の網にかかり、そのアイデアと観察の独創性と明確さに引き付けられた。ジョンストン博士の静かな革命が行われ、勝利を得たのは、彼の学生や崇拝者たちの心と頭の中であった。

私には沢山の質問があり、博士には答える時間がなかった。振り返って考えると、恐らく、博士はそれらに答えたくはなかっただろう。ビル・ジョンストンの静かな革命が影響を持つとしたら、答えは、その革命が根付いた者から生じなければならない。それにもまして、ジョンストン博士自身の頭の中では、革命の網を紡ぐのは調査であり、答えではなかっただろう。議論ではなく観察が、網を纏め上げ織り合わせる糸だったのだ。

私は皆さんをジョンストン博士の驚くべき世界に招待する。以降のページでは、オステオパシーの実践における基本的な概念（守るべきものもあれば捨てるべきものもある）を探索する。各々の領域で、判別に使われる検査と体性（運動性システム）機能障害の診断基準を詳しく説明する。運動性システムの混乱を直接知覚し、それらを解消する治療のフォースを導入するための触診スキルを培う学習モジュールも提供する。そして、ビルが尋ねた基本的な質問に何度も何度も立ち戻る。「理論は何で事実は何だ？」という質問に。

ジョンストン博士は、次のように述べた。「臨床で扱っているものを実際に知覚できなければ、機能障害のある神経筋骨格系で本当に何が起こっているかをきちんと理解することは決してできない。報告できる事実は、確認を受ける必要があり、実験的研究の主要な基準を満たす許容レベルの信頼性、即ち再現性を持つ必要がある」

つまり、多くのオステオパシーの夢は、物知りビルによって目覚めさせられたのだ。運命は、夢見る人を変容させえさせした。あたかも夢の中で目覚めさせたかのように。夢見る人、物知る人、特別な人。ビルへの感謝を表せる言葉はない。行動あるのみだ。

ハリー・D・フリードマン DO FAAO
サンタクルス、カリフォルニア

目次

コースの目的

1.体性機能障害を特定し、局在化し、その特徴を描写するためのファンクショナル・テストを漸進的に使用しながら、組織及び運動挙動（構造的なアライメントではなく）を描写する触診検査スキルを養う。

2.ファンクショナル・アプローチは、局所及び分節の筋骨格系所見と、セントラル・コントロール・メカニズム及び全身（恒常性）機能の生理学的障害との関係性を考慮したファンクショナル・アプローチの理論的側面のいくつかを探索する。

3.変性した組織コンプライアンス及び受動運動テストへの可動反応に基づく、各身体領域のファンクショナル・マニピュレーション・テクニックを学ぶ。

* 『ファンクショナル・メソッド』は、教本として作られた。本書は、アメリカ・オステオパシー・アカデミーによって出版されたジョンストンとフリードマンによるテキスト『ファンクショナル・メソッド』の簡易版である。各セクションの導入部と四肢に関する最後のセクションには、新たに内容が加筆されている。

ファンクショナル・メソッドの概要

ファンクショナル・メソッドでは、問題解決のためのユニークな触診スキルを使い、動的な方法で、人間の全体と生理機能に関わっていく。全身に課せられた運動の要求に対する反応を分節ごとに触診し、単一の分節の構造と機能だけでなく全身の関係性を観察することにより、神経筋骨格系の瞬間ごとの挙動を知覚する術者としての能力を高める。身体の様々な部分の関係性の混乱を正しく認識することにより、術者は、身体の各領域間にあるフォース・ベクトルを活用し、それらを解消することができる。機能障害を起こしている単一の分節を治療するだけでなく、全身における2つ以上の部位の協調機能の混乱を除去する。

フォースが身体に入ると、そのコンタクト・ポイントに混乱が生じるだけでなく、全身が衝撃に反応するため、他の領域にも混乱が起こり、様々な領域間の正常な関係性が変性する。結果として生じるメカニクスの不具合は、ファンクショナル・メソッドのコースで教える触診スキルを使って察知することができる。メカニクスの不具合は、運動性プログラミングに変化を生じさせ、それがやがては姿勢と動態の不調につながっていく。これは、元々の損傷によって引き起こされた身体領域間の関係性の混乱に対処することによって治療できる。

局所分節の検査と治療は、多くの場合、様々な身体領域間の関係性の混乱の特定も解消もしないため混乱が残り、治療した局所の機能障害も再発する。最終的には、身体領域間の関係性が回復すれば、内在する生理学的メカニズムが中枢神経系の既定プログラムを再起動し、適切な運動性プログラミングが再開され、その後は容易に保持される。

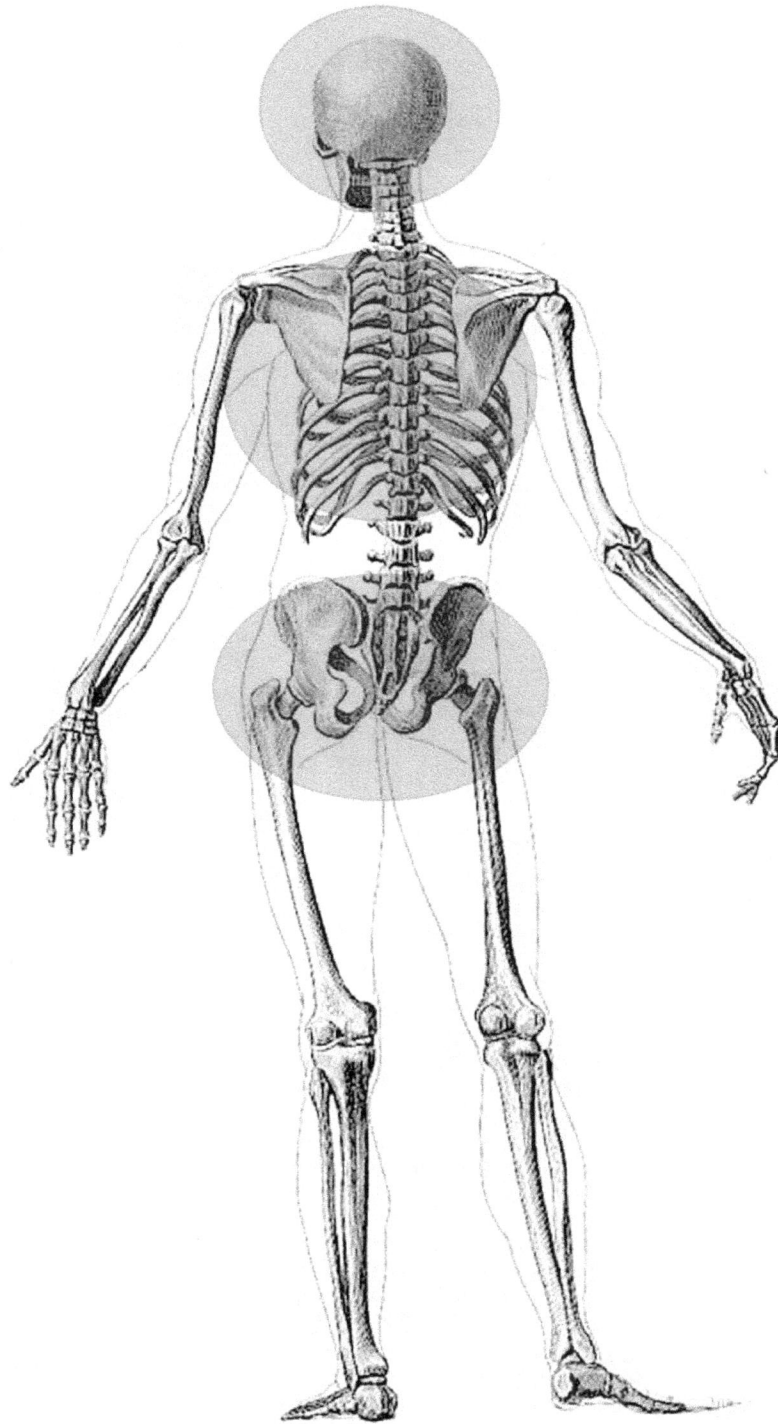

ウィリアム・L・ジョンストン DO,FAAO についての概論

ウィリアム・L・ジョンストン DO,FAAO は、ファンクショナル・メソッドを開発した第一人者である。彼は、オステオパシーの臨床研究を「臨床所見と治療への反応の観察記録」と定義した。彼は、職業としてのオステオパシーでは、触診可能な所見を引き出して説明するために使われるプロセスよりも、治療方法により多くの注意が向けられている、とみていた。彼は、「私たちの思考は最初から、進歩に対する最大の障害だった」と述べている。「100 年に渡る臨床研究と実践の中で、オステオパシーという職業は、私たちが治療しているものが何であるかを適切に説明してこなかった。」「私たちが作り上げた概念的な枠組みが、実際に何が起こっているのかを観察する能力を制限している。」

関節は実際にはより大きい運動性フィードバック・システムの一部に過ぎないのに、関節のフィクセーションという考えは、それだけを見たり感じたりするように私たちをプログラミングしてしまう、と彼は考えた。「見つけるだろうと予期することが、実際に見つかるものを制限してきたし、概念の偏りと一致する方法で触診所見を解釈するように私たちを強制することによって、私たちが何を感じることができるかにまで影響を与えている。」

ジョンストン博士は、私たちの思考をシフトさせるためには、まず、事実と理論を区別し、私たちの知覚器官は認知によって変性してきたのだということを認識する必要があると感じていた。理論と説明に夢中になることによって、私たちの観察能力は失われてしまう。私たちは、何が事実かに焦点を当て、それを知覚する触診スキルを保つよう思考を再編成する必要があると、彼は述べた。

実際、神経筋骨格系は、関節に限定されたメカニズムではなく、全身に課せられた要求に応じるために組織化された、可動分節からなる可動システムである。

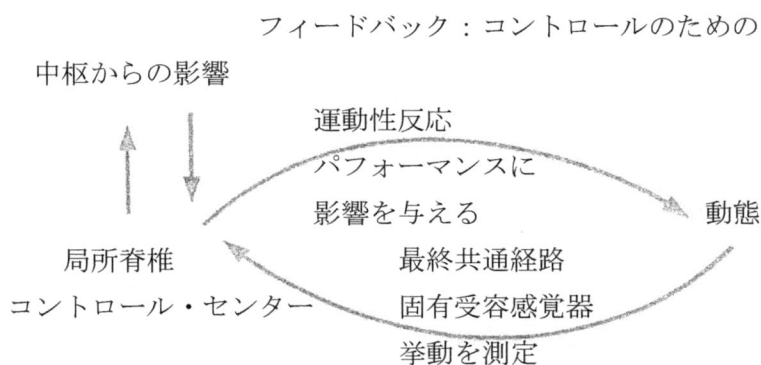

フィードバック：コントロールのための

中枢からの影響

運動性反応
パフォーマンスに
影響を与える　　　　　　　　動態

局所脊椎　　　　最終共通経路
コントロール・センター　固有受容感覚器
挙動を測定

運動（動態）とは、編成されたシステムの出力であり、そのシステム内のあらゆる分節が、「動いている部分の周辺組織は、常に運動挙動を反映し、全システムの動態と位置の要求に応じる」というファンクショナルな表現の法則に従う。最適な挙動を遂行させるには、全ての部分が正しいタイミングで正しい場所に存在しなければならない。位置と構造は、この動的なファンクショナル・システムの中で主要な挙動を表すための役割を果たしてはいないことから、二次的な要素である。「位置は影のように運動についていく。運動とは、動き続ける位置である。」

ジョンストン博士は、デューイの教義が記述的な臨床研究に役立つと述べている。「デューイによれば、観察が科学的に成り得るのは、観察で適用された特定の手順との直接的な関係性の中で報告されている場合においてである。」

触診可能な所見は、次の場合において、事実の観察でありえる。１、所見を引き出すために用いられた検査が説明されており、再現可能である。２、陽性の所見を決定するための基準が明確に確立されている。３、所見が、それを引き出すために用いられた検査の用語で記述されている。

ここでは、局所の運動性パフォーマンスや分節挙動に適用する、特定の機能基準を持つ特定の検査について説明していく。体性機能障害は、次の２つの方法で記述する。局所体性機能障害は、分節挙動と関わりなく、スクリーニング検査からの陽性所見から読み取る。分節体性機能障害は、治療可能な特定の場所及び混乱の特性に焦点を当てた検査から読み取る。分節体性機能障害が解消すると、局所のパフォーマンスも変化するはずである。

ジョンストン博士は、次のように述べている。「臨床で扱っているものを実際のままに記録することができなければ、機能障害のある神経筋骨格系で本当には何が起こっているかをきちんと探求することは決してできない。」「報告できる事実は、確認や再検査を受ける必要があり、実験的研究の再現性のための主な基準を満たす許容レベルの信頼性を備えていなければならない。」

スクリーニング検査

・スクリーニング検査は、問題領域全体と、全身機能とその領域との関係性、患者の全般的な健康状態についてさっと第一印象を得るためのものである。スクリーニング・レベルで行われる検査には、局所の運動の非対称性、局所の構造的な非対称性、局所の組織の質感が含まれる。

・スクリーニング検査は、疼痛の場所や患者の主訴に関わらず、また、所見での分節の特定に関わらず、主要な身体領域の全てに適用する。

・また、スクリーニング検査は、治療介入の前、最中、後に、筋骨格系の基本的なファンクショナル・パラメータを測定するためのデータベースの役割を果たす。

・筋骨格系の検査では、臨床上関連する機能障害を特定し、その特徴を明らかにするため、視診による検査と触診による検査を用いる。

　・冠状面、矢状面、水平面の３つの面における正中線からの逸脱を評価する。正中線からの逸脱は、静的な姿勢でも動的な姿勢（歩行）でも観察できる。

　・触診での知覚には、患者の組織と術者の手の間の動的な相互作用が反映される。それにより、検知と内的な増幅と解釈によって定義される感覚情報が得られる。触診の解釈には、次の変化が含まれる。

温度	緊張
質感	密度
表面の湿度	形
弾力	被刺激性
膨圧	運動

　・スクリーニング検査では、視診と触診の両方で患者の内在する活力と全体的な健康状態も評価する必要がある。

・スクリーニング検査の所見の再現性は、標準化された検査手順と、どの検査が実施されたか、検査が陽性か陰性かを示す記録形式に依拠する。検査の再現性には、陽性反応と陰性反応の基準に基づく共通の所見記述が必要である。

・検査とその記録の標準化は、次の理由から有用である。（1）介護者間のコミュニケーション、（2）診断的印象の検証、（3）結果としての反応のモニター、（4）単一の個所及び複数の個所のデータ収集、（5）教育水準の確立、（6）実施水準の確立。

局所体性機能障害の特徴を明らかにするためのスクリーニング・テスト

立位　構造　◆以下のランドマークは左と右のどちらに下がっているか。
　　　　　　　1　　下方乳様突起
　　　　　　　2　　第一肋骨（僧帽筋の縁に対して前方）
　　　　　　　3　　肩峰
　　　　　　　4　　下方肩甲骨
　　　　　　　5　　上方腸骨稜
　　　　　　　6　　大転子
　　　　　　　7　　足底弓
　　　◆　8　腰椎の側弯カーブは？（左または右に凸）
　　　　　　　9　　それに関連する胸郭の回旋は？（左または右）
　　　◆　前方と後方の非対称性（左右を比較）
　　　　　　10　　骨盤
　　　　　　11　　肩
　　　　　　12　　眼窩
　　　◆　13　顎は、弛緩している時や開いている時に偏位するか？（左または右）
　　　◆　前後のカーブが増加しているか、減少しているか、正常か？
　　　　　　14　　頚部
　　　　　　15　　胸部
　　　　　　16　　腰部

組織　◆次の部位に、外側における組織の緊張の非対称性はあるか。
　　　　　　下肢：　　　　17　下腿？　18　大腿？
　　　　　　19　　臀部？
　　　◆次の領域で、傍脊柱組織に２つの脊椎分節よりも大きい局所の緊張の増加はあるか。
　　　　　　20　　　　骨盤
　　　　　　腰部：　　　　21　上？　22　下？
　　　　　　胸部：　　　　23　上？　24　下？
　　　　　　頚部：　　　　25　上？　26　下？
　　　◆次の部位に、外側における組織の緊張の非対称性はあるか。
　　　　　　顎（咬筋）：　27　弛緩している？　28　噛みしめている？
　　　　　　上肢：　29　前腕？　30　上腕？
　　　　　　胸郭：　31　上前部？　32　下外側？

運動　◆次の運動を受動的に導入したときに抵抗はあるか。
　　　　　　33　　膝の過伸展（左右を比較）
　　　　　　34　　骨盤での側方への並進運動（左右の並進運動を比較）
　　　◆35　股関節の一方向への能動的な屈曲の際、PSIS で寛骨の後方回旋は制限されているか（左右を比較）。
　　　◆能動的な体幹の側屈で：
　　　　　　36　　腰椎は側屈に抵抗するか？（左右を比較）
　　　　　　37　　凹側へ回旋が起こるか？（中立ではないメカニクス）

坐位　◆次の運動を受動的に導入したときに抵抗はあるか。
　　　　　　38　　前腕の回内（左右を比較）
　　　　　　39　　肩／体幹の側屈（左右を比較）
　　　　　　40　　肩／体幹の軸の回旋（左右を比較）
　　　　　　41　　頭／首の側屈（左右を比較）
　　　　　　42　　頭／首の軸の回旋（左右を比較）

仰臥位　43　　脚の外側へのスイング（左右を比較）

　　　◆能動的な吸気で、胸郭への抵抗が感じられるか。
　　　　　　44　　上前方（左右を比較）
　　　　　　45　　下外側（左右を比較）

　　　◆次の運動を受動的に導入したときに抵抗はあるか。
　　　　　　46　　腕を頭上に挙げる（左右を比較）

　　　◆ヴォールト・ホールドで、クラニアル・リズミック・インパルスを評価する。
　　　　　　47　　活力は正常（強い）か、過活動か、それとも弱いか？
　　　　　　48　　屈曲または伸展に制限があるか？

	変性					
	組織の質感		運動		構造	
頭部/顔面	27	28	47	48	12	13
頚部	25	26	41	42	1	14
胸部	23	24	39	40	3	15
腰部	21	22	36	37	8	16
仙骨-骨盤	19	20	34	35	5	10
胸郭	31	32	44	45	2	9
上肢	29	30	38	46	4	11
下肢	17	18	33	43	6	7

◆部位ごとの６つのテストのための基準。組織が２つ、運動が２つ、構造が２つ
◆局所体性機能障害のための基準：いずれかの部位で、組織テストの陽性が１つ、**及び**運動テストまたは構造テストの陽性が１つ

局所の検査：筋骨格系

必須：身体検査で必ず記録すべき機能障害のスクリーニングは、左上の表にまとめてある。

	変性			体性機能障害	患者　　　　男 女	
	組織の質感	運動	構造		日付	年齢
頭部/顔面					コメント	
頚部						
胸部						
腰部						
仙骨·骨盤						
胸郭						
上肢						
下肢						

＋　変性の所見あり　　　体性機能障害＝組織の質感の変性＋運動または構造の変性
－　変性の所見なし　　　上記のコメント欄と下記の表は、機能障害がある場合の記述に利用する。
O　省略

組織：組織の緊張が強い部分の×印を〇で囲む。

構造：構造関連の変性の有無を〇印で記す。

運動：制限のある運動の方向にバリアを示す線（｜）を引く。該当する文字に〇印をつける。

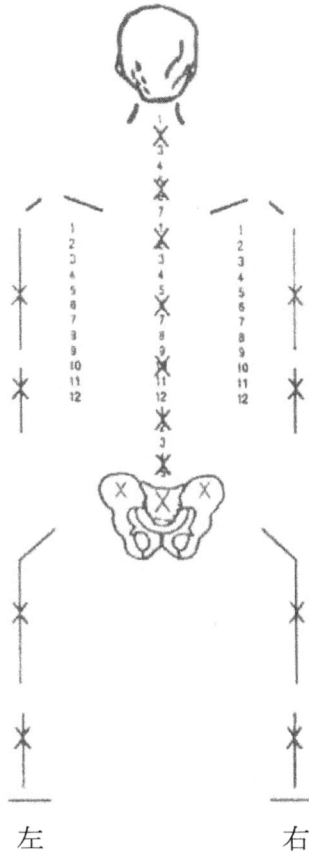

乳様突起が低い	左	右	＝
第一肋骨が低い	左	右	＝
肩峰が低い	左	右	＝
肩甲骨下角が低い	左	右	＝
腸骨稜が低い	左	右	＝
大転子が低い	左	右	＝
足底弓が低い	左	右	＝
腰椎の凸	左	右	＝
肋骨の回旋	左	右	＝
骨盤が前方	左	右	＝
肩が前方	左	右	＝
眼窩が前方	左	右	＝
顎の偏位	左	右	＝
頚椎の前弯	↑	↓	中立
胸椎の後弯	↑	↓	中立
腰椎の前弯	↑	↓	中立

CRI　↑　↓　正常

屈曲　伸展

はい　いいえ

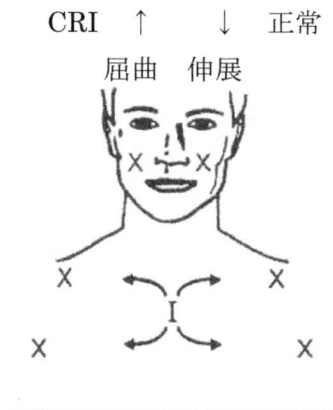

左　　　　　　右

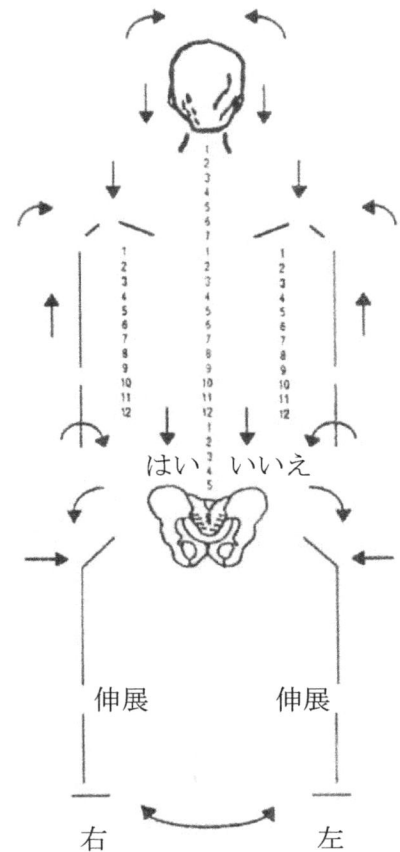

伸展　　　　伸展

右　　　　　　左

スキャニングの手順

スキャニング・テストは、臨床上重要な機能障害のある部位を分節として見つけるのに役立つ。スキャニング・テストでは通常、単一の分節における組織挙動の変性を導き出すために、同じテストを繰り返す。これらの挙動には、組織の質感、組織の緊張、または組織の運動の変性が含まれる。機能障害のある個所の上下の分節反応は、通常、中央分節の反応とは逆になる。単一のスキャニング・テストへの反応を注意深く観察することによって、機能障害を起こしている単一の中央分節を見つけることができる。一般的なスキャニングの手順には以下が含まれる。

- 皮膚の表面
- 皮下の緊張、質感、圧痛
- 受動粗大運動
- 受動運動（吸気）
- パーカッション

パーカッション・スキャン

パーカッション・テストは、指をしっかり張って手首は柔軟にした状態で、分節ごとに行う。これにより、術者の手は、組織にしっかりとコンタクトして最初の圧力への抵抗を評価することができ、手首は筋線維の弾力に応じてイーズにリバウンドしたり、バウンドしたりする状態になる。組織の抵抗の増加＝組織の可動性の低下。リバウンドの低下＝筋緊張の増加。

パーカッション・テストで特定した最も大きい機能障害の部位に対しては、深いシアーやプローブを実施してより詳しく検査し、深部皮下組織のだぶだぶ感（またはロープ感）を評価してもよい。（だぶだぶ感＝急性、ロープ感＝慢性）

呼吸運動スキャン

呼吸要素のメカニカルな機能には、吸気と呼気の要求に対する胸郭の前後及び側方への運動がある（ポンプ・ハンドルとバケツ・ハンドルの運動）。呼気の最初の運動は受動的であり、呼気の能動的な要素は、呼気相の中ほどで、横隔膜が弛緩し重力が加速した時に滑らかなエンド・ポイントをコントロールするために起こってくる。吸気では、横隔膜は、より即座に作用する。

呼吸努力では、通常、胸部の要素は、吸気の方向でも呼気の方向でも緊張が生じないイーズで中立な運動の範囲内に留まる。機能障害があると、この運動のイーズが失われ、局所の呼吸に応じて努力が増し、それに反応して緊張が高まる。吸気と呼気を運動の要求として考えると、身体の可動部分が、例えば側屈などその他の運動に反応するのと同じように、呼吸に反応があると予想される。身体のどの部位でも、複数の分節で呼吸の運動テストを繰り返し行うと、柔軟な部分や抵抗のある部分を特定できる。

17

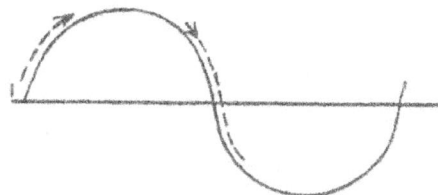

スキャニング検査のエクササイズ

・立位で、パーカッションを使って胸部と腰部の分節を評価する。最も抵抗が大きい部位にテープで印を付ける。

・坐位で、パーカッション・スキャンを使って胸部の呼吸の運動を評価する。吸気で上下の部位をテストし、中央分節の上下で逆の反応が起こる３分節複合体のマッピングを始める。

・呼気を使って逆の反応を観察し、中央分節の場所を確認する。

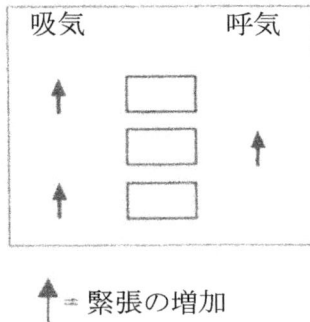

↑ = 緊張の増加

側屈運動スキャンのエクササイズ

・新しい相手に対し、吸気のスキャンでセ中央分節を特定し、呼気のスキャンで確認し、更に胸部を左右に側屈させて確認する。

・側屈の反応は、緊張の増加または減少のいずれかとなる。上下の反応を中央分節と比較して、３分節複合体を確認する。

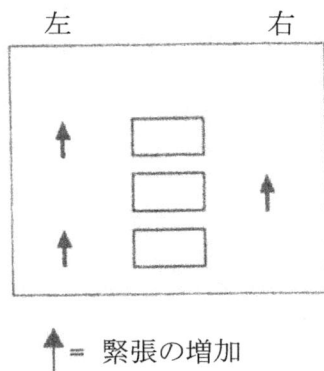

↑ = 緊張の増加

分節運動機能障害

「動いている骨の周囲の組織は常に、動態の要求とシステム全体の位置に従いながら、流動的な挙動を反映している」

チャールズ・ボウルズ

ファンクショナル・アプローチの原則

・ファンクショナル・アプローチでは、原則として、実際の挙動（運動性反応）を特定するデータ収集システムに焦点を当てている。このアプローチを学ぶ者は、関節面の作用や構造的な関係性に基づいて運動を予測する概念モデルを脇に置いておかなければならない。

・運動テストは受動的に行う。生理学的な局所運動を導入することによって行うのであり、分節反応を直接テスト（例えば、棘突起を左右に押すなど）するのではない。触察する運動反応は位置的なものではなく動的なものであり、関節の事象に限定されたものではない。

・可動反応は、単に１つの分節の逸脱ではなく、身体領域間の関係性の混乱を反映している。

・椎体の周囲にある全ての組織が、その患者に特有の反応に能動的にも受動的にも影響を与えるユニットを構成している。その反応は、触診することしかできない。椎骨の運動に関する一般的なルールや法則は正常な状態を描写しているのであって、運動性システムが変性している臨床には、通常は当てはまらない。

・神経系は分節ごとに編成されているので、体内にある特定の運動の柱の右側と左側は、まとまって反応する。ファンクショナルの言語では、左側や右側に機能障害があるとは言わない。そうではなくて、術者が受動的に導入した左側または右側の運動に対する柱全体の反応として捉える。

・この意味において機能障害は、運動に対する分節反応のコンプライアンス／ノンコンプライアンス（イーズ／バインド）の初期の非対称として触診する。ここで評価しているのは、可動域や運動のエンド・ポイントではない。グラフ１と２を参照のこと。

グラフ1　正常可動分節

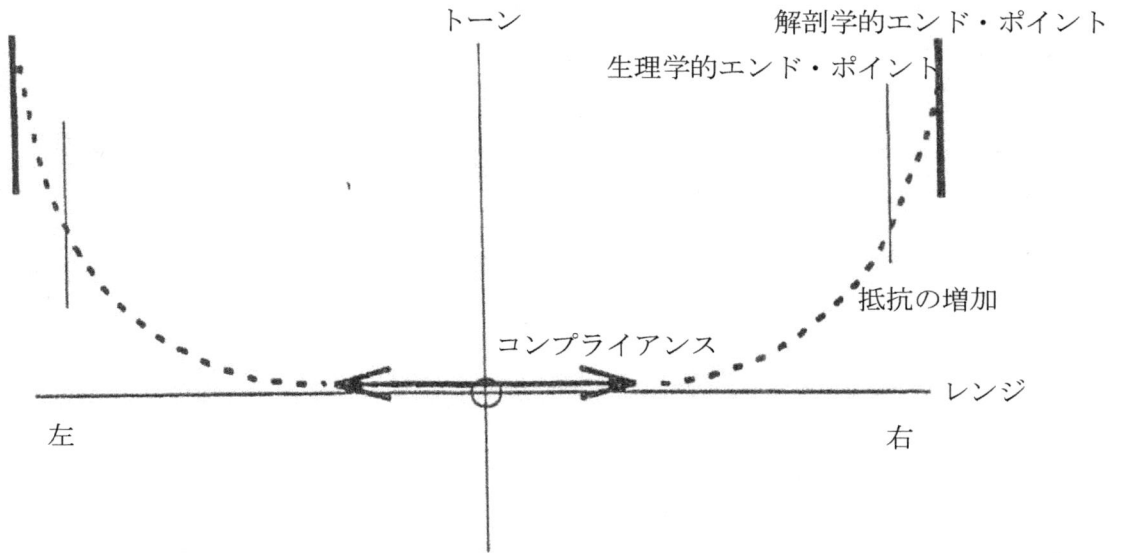

トーン

解剖学的エンド・ポイント

生理学的エンド・ポイント

抵抗の増加

コンプライアンス

レンジ

左　　　　　　　　　　　　　　　右

グラフ2　機能障害可動分節

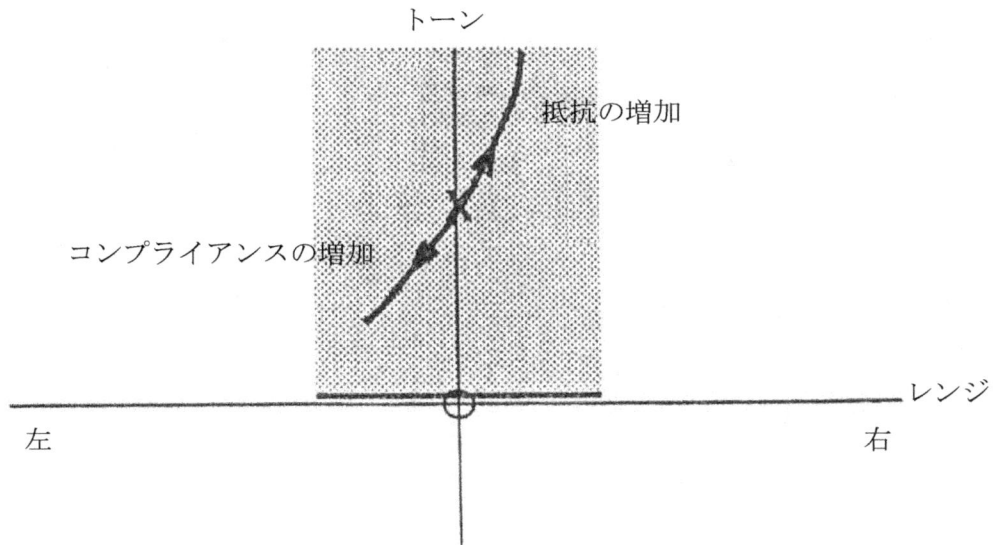

トーン

抵抗の増加

コンプライアンスの増加

レンジ

左　　　　　　　　　　　　　　　右

20

ファンクショナルの治療原則

・触診に使う方の手は、リスニング・ハンドとして、分節ごとに神経支配されている皮下の深部組織から情報を受け取る。運動はもう一方の能動的な手で導入し、回旋と並進運動のテストを行う（各々３つ）。

回旋テスト：	並進運動テスト：
屈曲／伸展	前方／後方
側屈　左／右	側方　左／右
回旋　左／右	軸　伸延／圧縮

・運動テストを行い、リスニング・ハンドで、前の評価で（パーカッション・スキャンなどで）組織の緊張が強かった部位の緊張の増加や減少の反応を見る。

・隣接する分節をテストして同じ運動の要求に対する鏡像（逆、正反対）の所見をとることによって、分節の所見を確認する。中央分節の上下の隣接レベルでは、代償的な運動反応が示される。これらの隣接する分節でファンクショナル・テストを行うことによって、中央分節の正確な特性を確認できる。表１を参照のこと。

・これら隣接レベル間の運動性反応は、触診する方の指で、イーズとバインドの相対的な差異として感じ取る。例えば、ある運動に対して中央分節が最初に緊張の反応を示した場合、隣接するレベルではより多くの緊張が感じられることがある。隣接するレベルと比べると、中央分節は比較的イーズに感じられる。

・吸気と呼気に対する呼吸運動の反応もテストし、隣接するレベルと比較する必要がある。

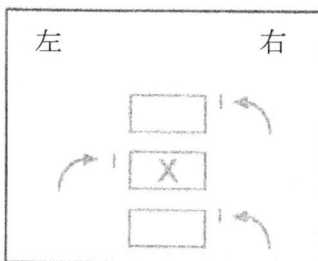

図１
分節機能障害の基本的なユニットを示した図。中央分節 X で、一次性運動非対称性が示されている。右への回旋に抵抗があり、隣接する分節では、代償として左回旋への抵抗という逆の非対称性がある。

分節反応のモニター

・インダイレクト・テクニックまたはダイレクト・テクニックの原則を使って、中央分節に治療のための運動を適用することができる。求心性低減の概念に基づき、インダイレクト・テクニックが主に適用される。

・リスニング・ハンドでイーズやコンプライアンスが感じられる運動を導入し、組織全体のリリースが起こるまで、1つずつ積み重ねてしていく。術者が運動反応に確信を持てない方向がない限り、7つの方向全てを使う必要がある。方向の数が多いほど、反応は良くなる。この組織のリリースは、位置をわずかに変え、よりイーズとコンプライアンスが感じられる方へシフトし、治療反応が達成されると、アンワインディングの感覚として感じられる場合がある。

・各方向への運動の導入は、わずかなものである。

・最後のステップは、呼吸の運動の導入である。その際、その他の運動の微調整が起こる場合もある。

・再テストが重要である。全ての所見が完全に解消され、3つの分節全てで、両方向に導入した運動反応が対称になっている必要がある。

・2つの3分節複合体が連続している（一方が他方の上にある）場合、1つの分節を共有することがあり、その共有分節は3分節複合体の一方の最下部の分節と他方の最上部の分節として機能する。この場合、治療後、3つの分節のうち2つだけが解消され、第3の分節は依然として残存する（未治療）3分節複合体の一部として在り続ける。

（注意：1つの領域に回旋を導入すると、隣接する領域は相対的に反対方向へ回旋する。頭部を左へ回旋すると、体幹は右に回旋する。骨盤を右へ回旋すると、体幹は左に回旋する。）

頚椎の治療

・坐位で、深部組織をシアーし、組織の緊張が強くなる部位を見つける。

・坐位で、回旋してスキャンし、組織の緊張が強まる部位の３分節複合体を見つける。

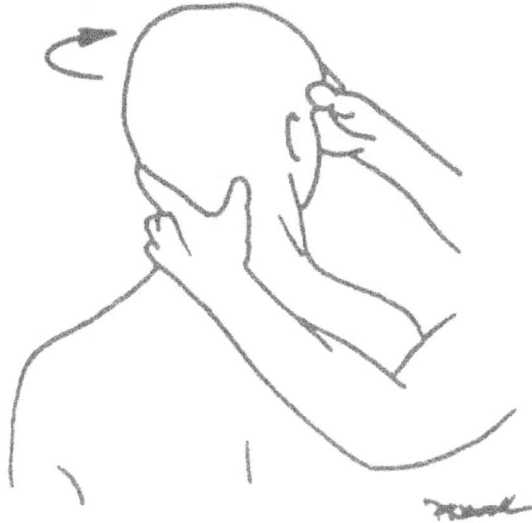

・３つの分節全てにおいて、坐位で吸気と呼気の反応を確認する。

・仰臥位での治療。術者は治療台の頭方に座り、肘を膝に付けて支点とする。患者の頭部と頚部に運動を導入する。

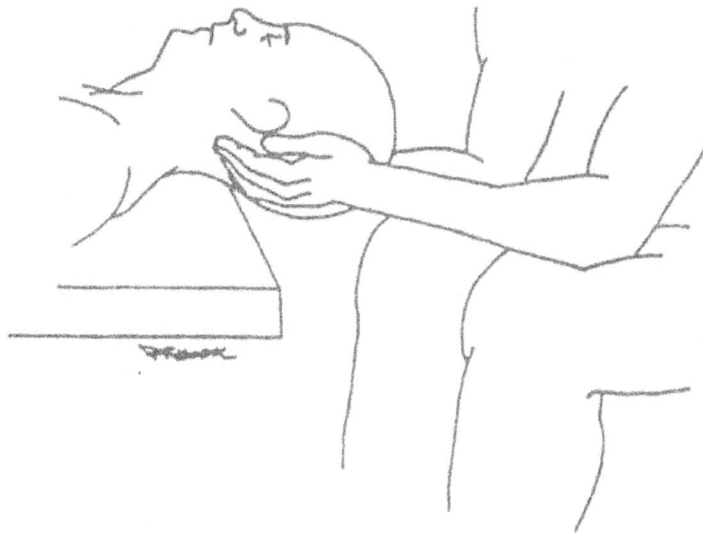

（C1 が中央分節である場合は、上の C0 と下の C2 に鏡像がある。
　C0 が中央分節である場合は、C1 だけに鏡像がある）

胸椎の治療

・坐位でパーカッション・スキャンを行い、組織の緊張が強くなる部位を見つける。

・坐位で、同側の腕を交差させて回旋の運動を導入し、スキャンする。

・吸気と呼気を使って3分節複合体を確認する。

・術者は、中央分節でイーズに回旋する側に立ち、腕を患者の腕の下に入れて側屈を導入する。反対側への側屈では患者の同側の腕を使い、同側への側屈では患者の対側の腕を使う。胸椎分節 T1〜T5 では、頭部を介して運動を導入すると効果的である。下部胸椎及び上部腰椎の分節は、下方から脚の動態を導入することにより、仰臥位で治療することもできる。

・付加的な可動反応をテストし、屈曲／伸展、右回旋／左回旋、前方並進／後方並進、左並進／右並進、圧縮／伸延のイーズな方向が追加される。伸展する場合は患者に低い椅子に座ってもらい、屈曲する場合は患者に治療台など高い場所に座ってもらう必要があるかもしれない。

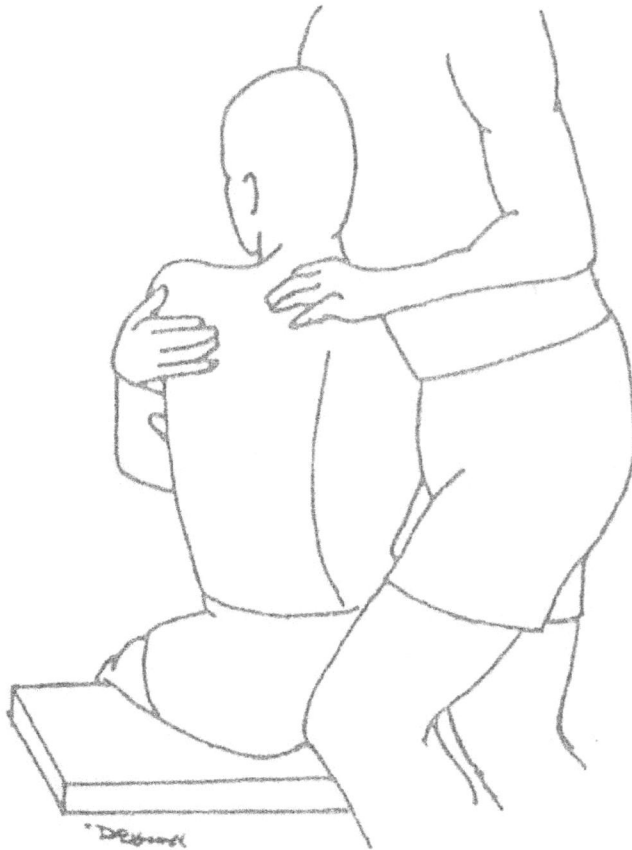

胸郭のファンクショナル・アプローチ

胸郭の機能障害は、左か右の横列で起こり、中央分節の上下で鏡像（逆の反応）が生じる。更に、吸気制限の場合は、鏡像が正中の胸椎の列にも見つかる場合がある。図8と9を参照。

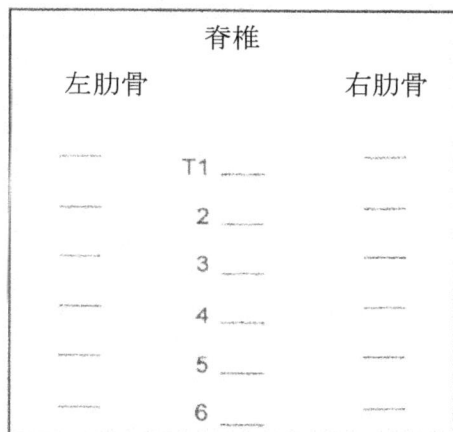

図8　中央列と外側列の図

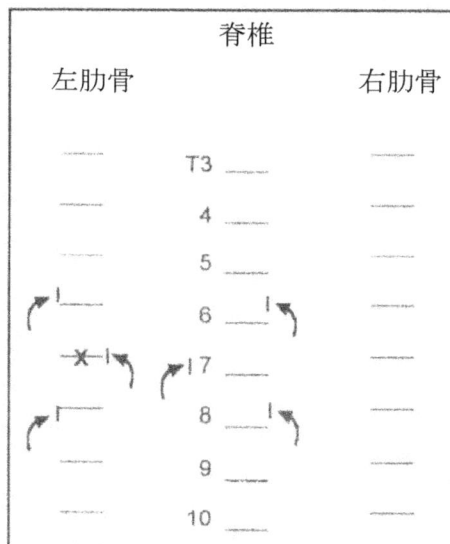

図9　左肋骨7番で、一次的機能障害（**X**）として能動的な吸気時の制限と左への受動的な回旋時の制限があることを示した図表。二次的に生じた非対称性は、左の縦列の第6肋骨と第8肋骨に示されている。

胸椎6番、7番、8番における脊椎の逆の非対称性は、左第7肋骨の機能障害への水平面の適応を示している（矢印は軸の回旋テストのみに対する抵抗の方向を示している）。

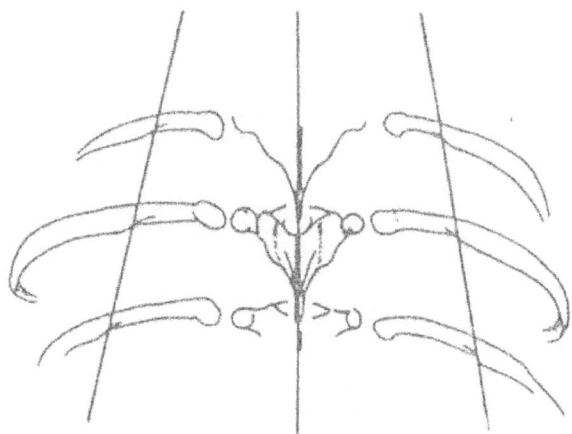

・組織と運動スキャンは、仰臥位や側臥位、坐位で、圧力、回旋、呼吸反応への組織の抵抗を使って実行できる。

・中央分節の確認ができたら、治療は、側臥位で同側の上肢を使って、機能障害のある中央肋骨でよりイーズな反応が起こる運動を導入することによって実行できる（図10を参照）。

・治療は、坐位の位置で行った体幹の体勢で続け、機能障害のある肋骨で軸の回旋及び並進運動反応に対処する（図11を参照）。

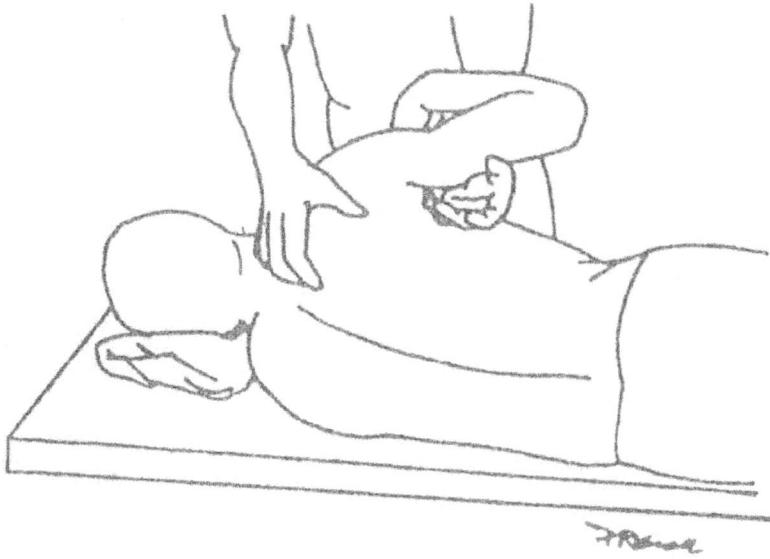

図 10　側臥位での上肢の治療

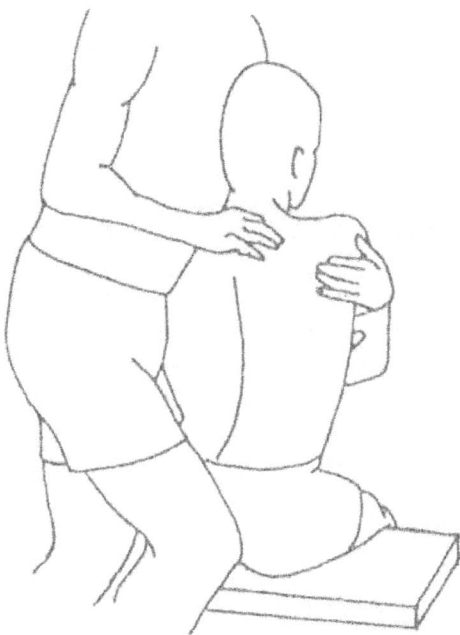

図 11a　坐位での吸気の治療。体幹　　　図 11b　坐位での呼気の治療。体幹

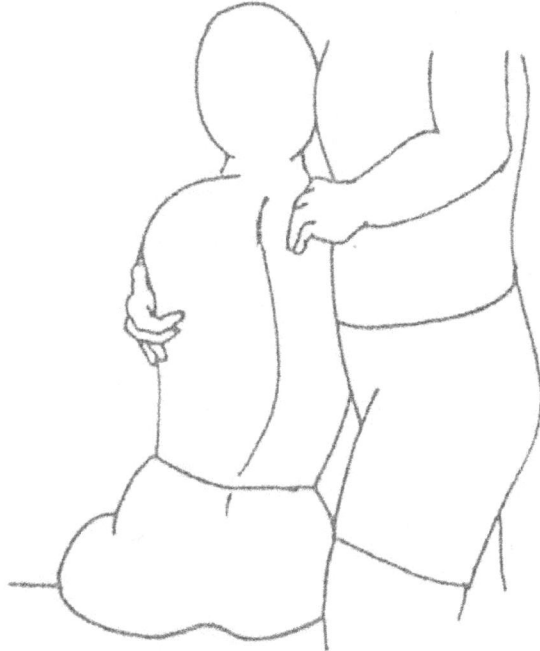

胸郭のファンクショナル・アプローチ
運動テストへの胸郭の反応

1. **呼気制限**
   - 上肢を介して導入される自由運動
     - 内旋
     - 内転
     - 尾方牽引※
   - 体幹を介して導入される自由運動
     - 同側への回旋と側屈
     - 伸展（後屈）
     - 同側への側方並進運動
     - 前方並進運動
     - 頭方伸延※

2. **吸気制限**
   - 上肢を介して導入される自由運動
     - 外旋
     - 外転
     - 頭方圧縮※
   - 体幹を介して導入される自由運動
     - 対側への回旋と側屈
     - 屈曲（前屈）
     - 同側への側方並進運動
     - 後方並進運動
     - 頭方伸延※

※逆になる場合もある

胸郭のファンクショナル・アプローチ
内臓体性入力

・内臓体性反射あるいは体性内臓反射の変化は、外側の列と中央の列の間のつながりを示している。どの列で運動反応を触診しても、同一の反応の特性が得られる（図１２を参照）。ただし、頭と首から側屈を導入した場合は、胸部から側屈を導入した場合の反応と比べて、鏡像の所見が示される（アコード欠如）。

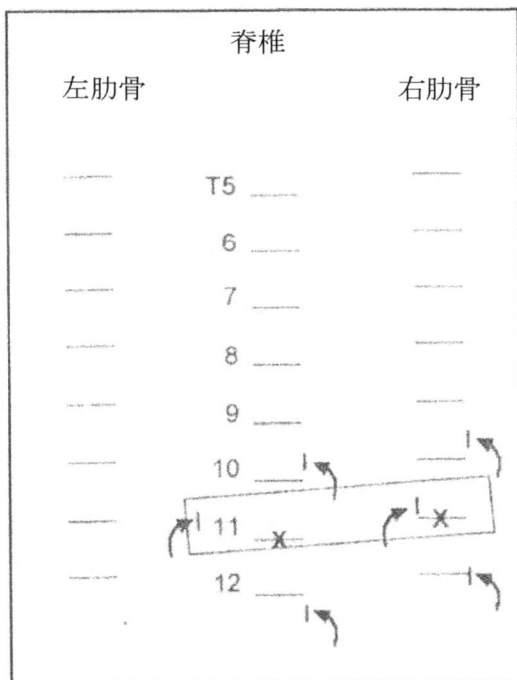

図 12
胸椎１１番と右第１１肋骨とのつながりを示した図。各々の矢印は、右への受動的な軸回旋への抵抗を示している。各々の縦列で、隣接する（上下の）分節に逆の対称性が示されている。

・この連動現象は、交感神経系の活性化による不均衡及びショックの状態に関連する。

・治療は、機能障害のある肋骨がイーズになる運動を、頚部及び同側の下肢に導入することによって実施できる。坐位で、機能障害のある肋骨の、前後の並進運動と頭部の回旋への運動反応をテストする。患者の体勢は、仰臥位か伏臥位（後方または前方の並進運動）の好みに応じて決める。左右への頭部の回旋も伏臥位か仰臥位かを患者に決めてもらう。術者は、同側に立ち、患者の下肢を使って、機能障害がある肋骨でイーズな反応が生じる運動を導入する（屈曲／伸展、外転／内転、内旋／外旋、頭方／尾方の並進運動、吸気／呼気）。

図 VI-2　仰臥位で脚を使って適用する運動の手順。
術者は、患者の右膝をやや屈曲させて持ち、
術者の右の腋下で固定する。これにより、
下肢を介しての運動の入力がファシリテートされる
：頭方／尾方、屈曲／伸展、内反／外反、または外転／内転。

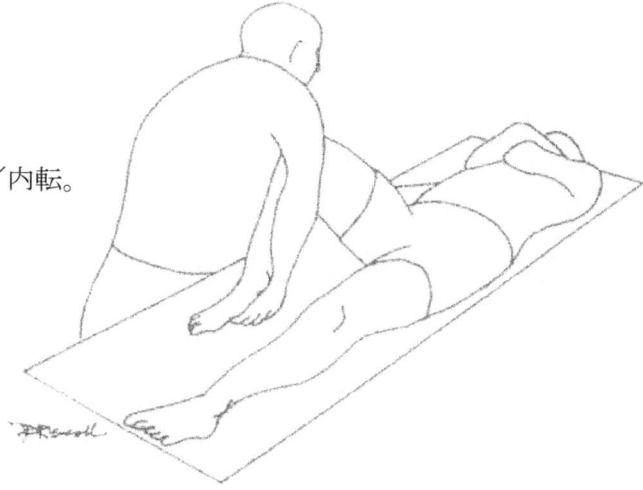

図 VI-3　伏臥位で脚を使って適用する運動の手順。
術者は、患者の右膝をやや屈曲させて持ち、
術者の左腕と胸郭で固定する。同様のコントロールは、
左手で膝を支持することによっても得られる。

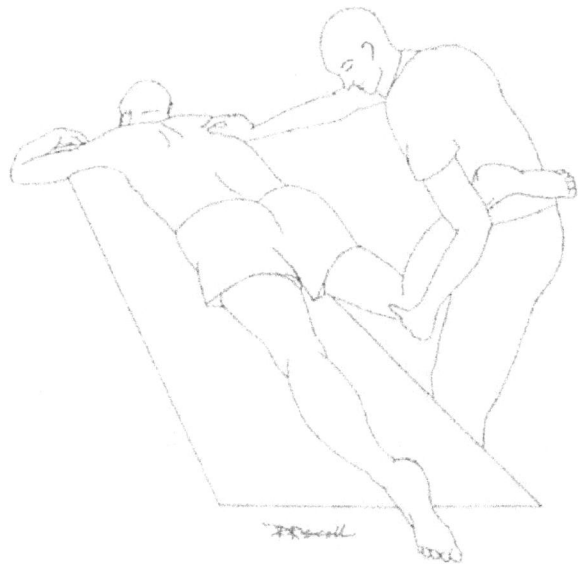

胸郭の診断

パーカッションと運動を使用して３分節複合体を局在化する

側屈のアコード

アコード
（体性体性）

アコード欠如
（内臓体性）

呼吸テスト

呼吸テスト

呼気抵抗

吸気抵抗

呼気抵抗

吸気抵抗

肋骨の一次的機能障害
呼気抵抗
（自由な側屈または
回線の側で）
治療：同側の上肢及び体幹

肋骨の一次的機能障害
吸気抵抗
（自由な側屈または
回旋の対側で）

チェック：
坐位での前後の並進運動
頚椎の回旋
治療：
同側の脚
伏臥位／仰臥位
左右への頚椎の回旋

運動挙動

脊椎	側屈への抵抗				肋骨		抵抗	
	肩／体幹		頭／首					
場所	右へ？	左へ？	右へ？	左へ？	右？	左？	吸気？	呼気？

検査者 :

31

分節フィードバック・コントロールと求心性低減

可動ユニットの概念

可動ユニットの機能は、局所または全身の要求に対し継続的に滑らかに反応する際に、運動を開始し可能にすることである。機能障害は、その分節において運動を開始し、維持し、可能にする能力を持つ複数の分節に渡る組織に反映される。筋肉には能動的な構成要素と受動的な構成要素があり、神経系における最終共通経路として機能する。フィードバックは、可動ユニットの周囲の全組織にある固有受容器と機械受容器によって提供される。筋肉の休息トーンは全て、筋膜の緊張や組織の鬱滞などの受動的な組織の質感と同じく、協調された運動に関与する可動ユニットの能力に影響を与える。

動態コントロール・システムには、骨の構造体間の関節面、付属組織（動いたり動態を可能にしたり姿勢を維持したりする）及び中枢神経系（運動パターン、強度、持続の瞬間ごとの協調をコントロールする）が含まれる。求心性神経の入力（フィードバック）は、この協調された出力を神経筋骨格系（運動性）の最終共通経路に沿って微調整することに責任を負っている。

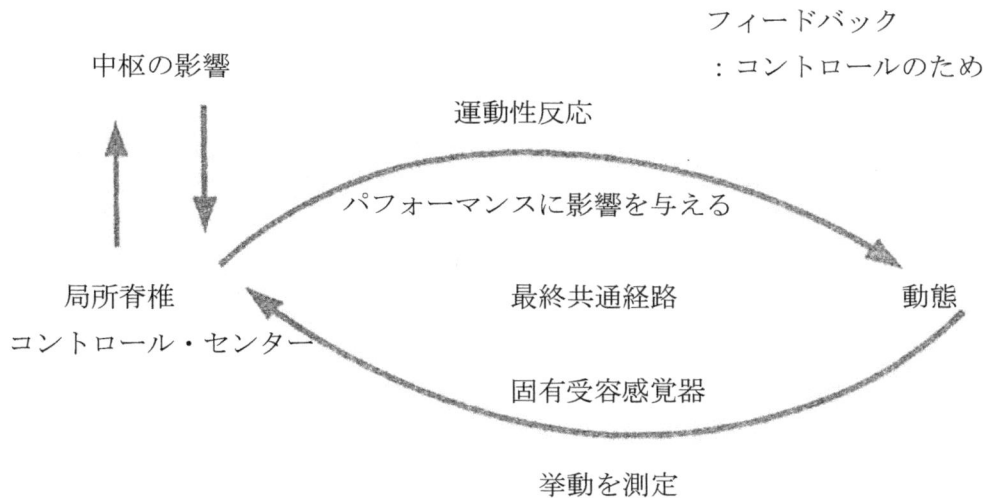

フィードバック・コントロール・メカニズムは、オペレーティング・システム内のセット・ポイントの維持を助ける。例えば、サーモスタットのセット・ポイントは温度を一定に保つことを助け、オートパイロット・メカニズムは飛行機の舵取り装置の方向を保持する。この神経筋フィードバック・システムでは、求心性の活動は、フォース、位置、速度、方向との関係性における、重力、バランス、姿勢、動態への継続的な反応である。神経筋コントロール・システムの最終共通経路は、姿勢や運動の要求を実行するために、あらゆる部分をちょうど良い時にちょうど良い位置に置く役割を果たす。フィードバック・システムは主に、関節包の靭帯、腱、筋肉、皮膚にある固有受容器と機械受容

器に由来する。内臓の遠心性活動も、循環、代謝、内臓の恒常性機能を介して、運動性システムに課せられた運動の要求に反応する。感覚入力（求心路）が混乱すると、恒常性維持機能が損なわれ、そのために運動のパフォーマンスとフィードバックが損なわれる。

分節反応のファシリテーションでは、休息トーンの増加とそれに関連する運動要求への反応の非対称性に関係して生じ、その部分がちょうど良い時にちょうど良い位置に来なくなる。このような混乱によって、求心性刺激が増加し、遠心性反応がその状況をコントロールしようとして過活動になる。マニピュレーション・テクニックのゴールは、正中線の姿勢を保持し、運動要求に対する協調された反応を維持するために必要な努力とそれに使われるエネルギーを最小化することだ。ファンクショナル・テクニックは、求心性低減により、遠心性線維の休息トーンを低減しようとする身体の自然な傾向を助け、それによって消費エネルギーを少なくする。筋紡錘の感受性は求心性低減を通じてリハビリされるので、遠心性トーン（ガンマ系）の最適な機能が可能になる。求心路の継続的な刺激緩和によって、セントラル・コントロール・メカニズムで反応のカスケードが可能になり、それが、数日間から数週間の継続治療で循環機能や代謝機能にも影響を及ぼす。運動性システム機能障害が解消された直後には、疼痛が増加する傾向がある。これは恐らく、治療の直後に求心性の感受性が増加することと関係していると思われる。

前方胸郭

胸骨肋軟骨部の構成要素は、分節ごとに編成された関節からなる2つの可動列として機能する。仙骨と同様に、その分節（正中線）構成要素は融合しているので、対応する胸骨肋軟骨接合部のいずれかの側で運動が起こる。胸骨肋軟骨接合部では、明確な運動反応は感じられない。それどころか、肋骨脊椎部と胸骨肋軟骨部の機能障害は、各々に独立しているように見える。どちらも、他方に反映される所見はない。（ただし、リンクしている機能障害は例外であり、同じ肋骨脊椎部の所見が胸骨まで運ばれる。）

前方胸郭の運動性反応は、中央分節に集中する胸骨肋軟骨部の拡張を通じて触診できる場合がある。その際、上下に鏡像反応が生じる。運動の混乱は、両方の列に単一の所見として生じるか（下の左の絵を参照）、あるいは、右側または左側だけに生じ反対側には所見は見つからない（下の右の絵を参照）。後者の場合（片側の機能障害）は体幹と頭部の側屈のアコードが欠如していて、前者の場合（両側の機能障害）はアコードがある。

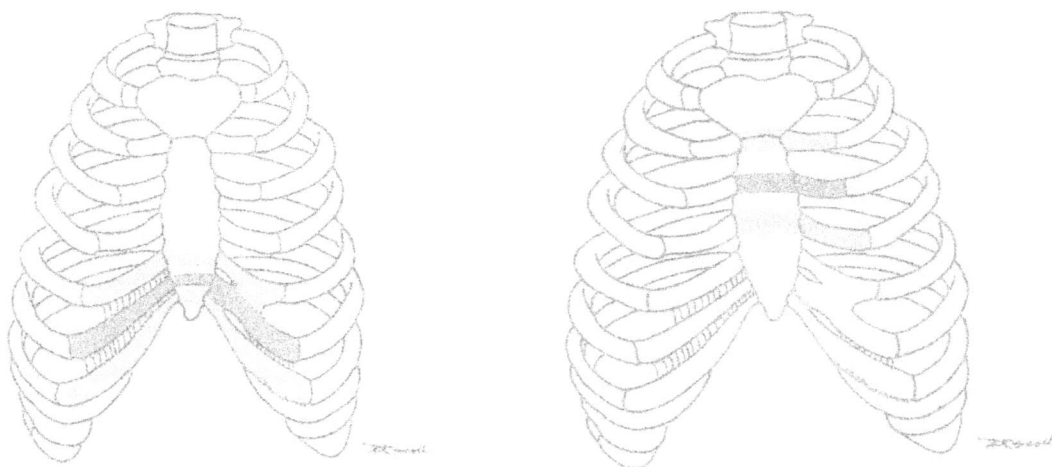

胸骨肋軟骨部の機能障害を見つけるスキャン検査は、まず、仰臥位で胸骨の両側を同時に触診し、脚を使って下から回旋を導入する。脚の回旋を繰り返しながら、術者は分節ごとに指を動かし、機能障害のある中央分節と上下の鏡像の所見を見つける。術者は、混乱が胸骨の両側に現れているか片側にしか現れていないか、体幹と頭部の側屈の反応にアコードが欠如しているかどうかに注意を向ける。

治療は、各々の脚の反応を個別にテストし、正中線へ向かう運動と正中線から離れる運動、屈曲と伸展、股関節の伸延と圧縮を比較して決める。触診で見つけた機能障害を解消するため、頭部の回旋、肩の前後並進運動、吸気と呼気と共に、各々のイーズな方向を組み合わせていく（上肢の運動には、胸骨肋軟骨部の機能との明らかな関連性はないようである）。

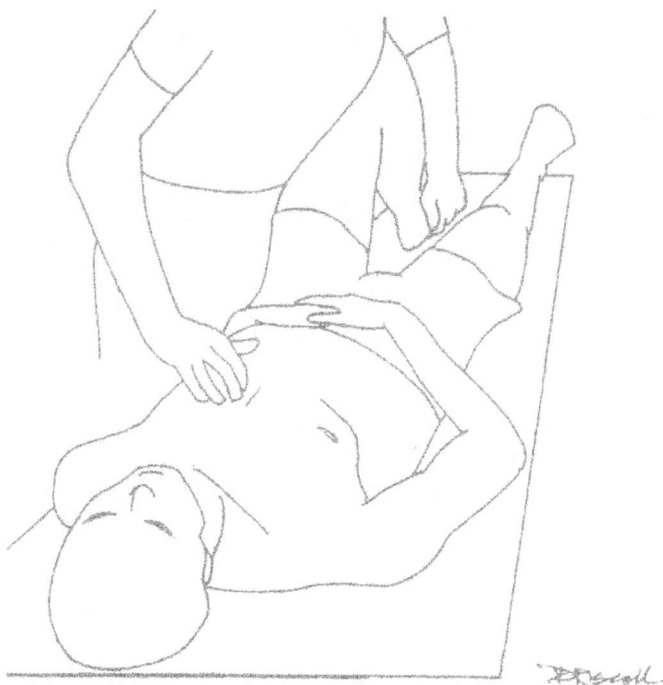

片側の胸骨肋軟骨部の機能障害の治療
（同側の脚）

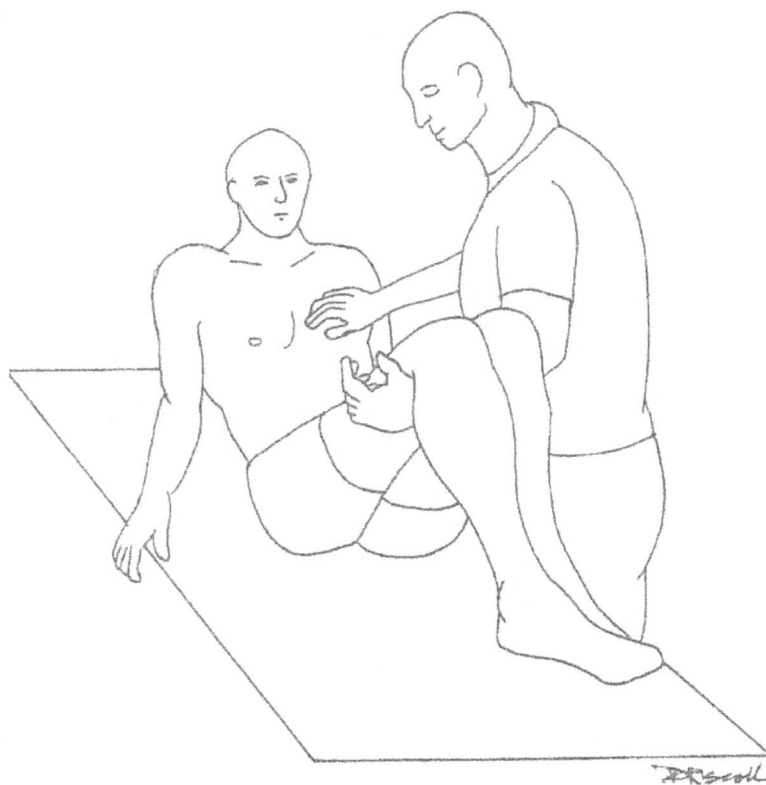

両側の胸骨肋軟骨部の機能障害の治療
（両脚を一緒に）

仙骨骨盤領域のファンクショナル・アプローチ

仙骨骨盤領域は、仙骨、腸骨、恥骨の個別の関係性としてではなく、全体としてみる。可動ユニットは、S1 から S5 までの 5 つの層で分節ごとに編成され、仙骨の上部から大腿骨へと斜めに扇状に広がる。仙骨骨盤領域の機能障害は、1 つの左右列のいずれかで起こり、四肢や体幹を介して導入された運動の影響を受ける。

仙骨骨盤領域の診断のための診断的アプローチ

1. 立位でのパーカッション・スキャンで正中列の機能障害を見つける。
2. 側臥位で内側の靱帯と外側の筋肉の組織スキャンをすることにより、左列または右列の機能障害を見つける。図2 と3 を参照。中枢、靱帯、筋肉の所見は、斜めのラインになり、共通の分節の方向と一致する。図4 を参照。

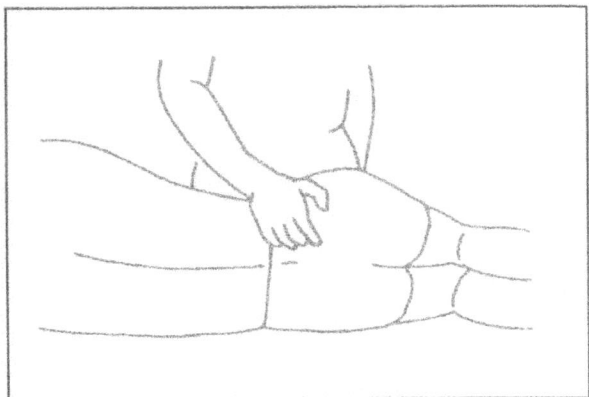

図 2. 患者は側臥位のまま、右の仙腸靱帯の構造体に沿って触診スキャンを行い、組織の緊張が強くなる場所を見つける（圧力への抵抗）。

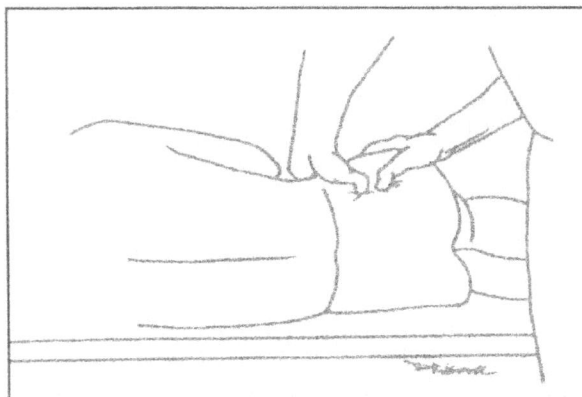

図 3. 患者は側臥位のまま、右の臀部の筋肉群の触診スキャンを行う。検査者は、親指で圧力を掛け、組織の緊張が強くなる場所を見つける（圧力への抵抗）。

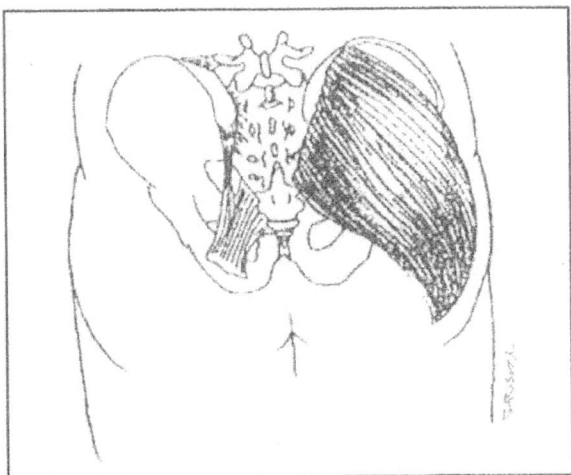

図 4. 腰椎骨盤部の骨の解剖学的ランドマーク、機能的仙腸靱帯（左に示す）、及び右臀筋の図。

3. 仰臥位で回旋スキャンを行い、中央分節と隣接する鏡像の所見を確認する。両膝を使って下からの運動を導入する。図5を参照。

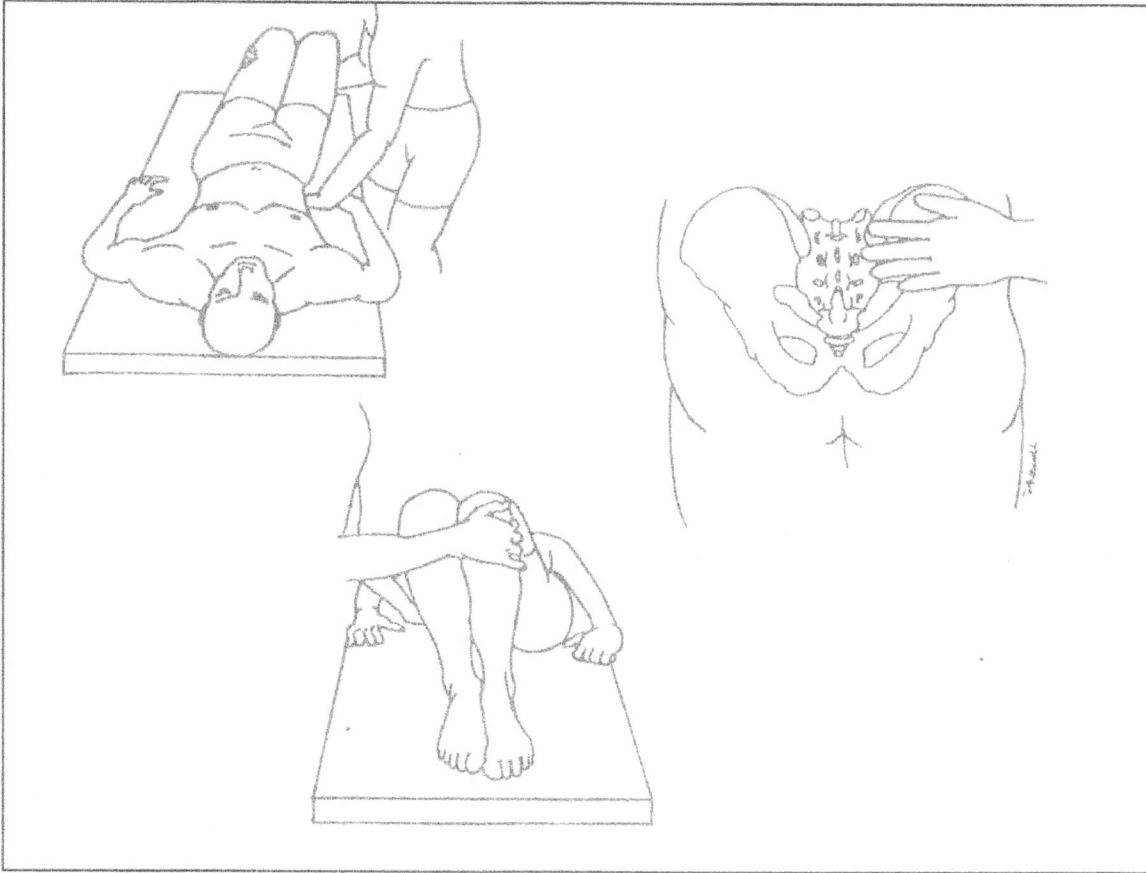

図 5. 患者は仰臥位で膝を曲げ、治療台に揃えて置いた足を軸点とする。検査者は、膝で下からの右回旋を導入し、腰椎骨盤領域全体をスキャンする。検査者は左の指先で、各々腰椎の棘突起と寛骨の連結部から仙骨尾骨端に沿って反応をモニターし、回旋スキャンしたときにコンプライアンスが欠如している部分を探す。

4. 坐位での回旋スキャンは仰臥位での所見の確認になるが、上から、反対側から導入する。

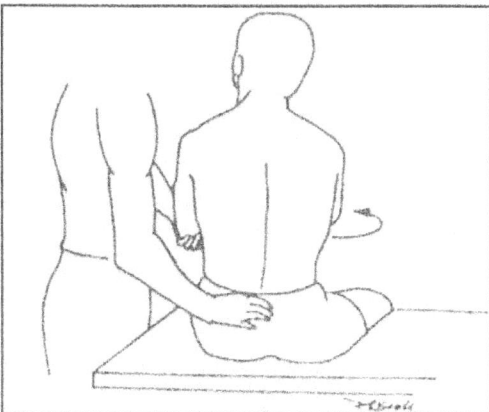

図 6.
患者は坐位で、検査者は患者の腕を曲げて左手で掴み、上から左回旋を導入する。右手を脊椎の S2 レベルに当て、反応をモニターする。

分節テスト

5. 正中及び外側への脚の運動を各々仰臥位で導入することができる。これらは運動の可動域の最後ではなく、運動を導入し始めたときの反応によって、仙骨骨盤領域（下を参照）の特徴的な反応モデルが明らかになり、それらに対するファンクショナル治療を並進運動や呼吸運動と組み合わせて行う。図7を参照。

図7.
検査者は右手で患者の右膝を持ち、正中に向かって左へ動かし（図を参照）、次に外側に向かって右へ動かす。
その間、左手で反応をモニターし、脊椎のS2レベル右側で特定した問題領域でコンプライアンスを比較する。

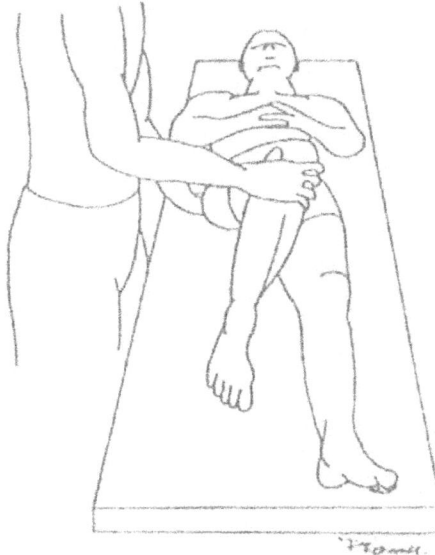

治療後の再テストによって、個々の脚のテストによる分節反応が解消されたことを確認する。一緒にテストした脚にまだ非対称性がある場合は、所見が完全に解消されるまで、体幹または両脚を使った治療を施す必要がある。

パターン1：両脚を1つのユニットとしてテストした際に非対称性がある場合

個々の脚でのテストで非対称性の反応が現れない。これは、中央列の機能障害であり、坐位でも仰臥位でも正中線への運動を使って治療できる。

パターン2：同側の脚だけが非対称である場合

治療は、自由のある方向で同側の脚を使って実施できる。即ち、機能障害のある側を上にして側臥位になってもらう。

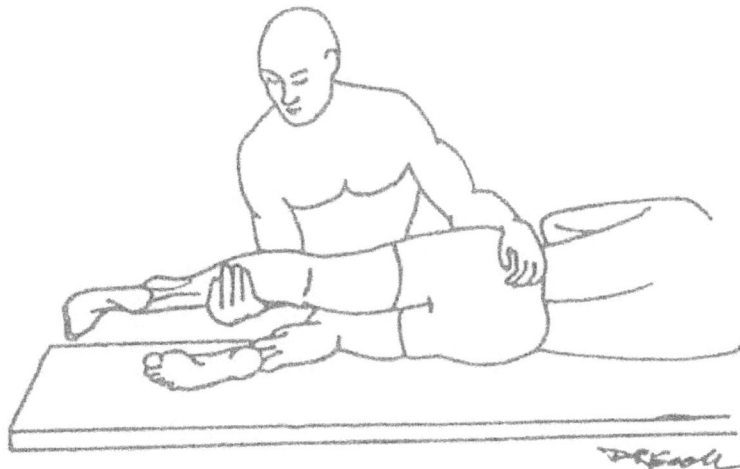

パターン3：個々の脚の非対称性

・1つの脚の方向を除いて全てが制限されている。（対側の脚で自由な方向が1つ見つかった。）治療は伏臥位または仰臥位で、自由さのある片脚を使って、機能障害がある分節がイーズな反応を示す運動を導入する。

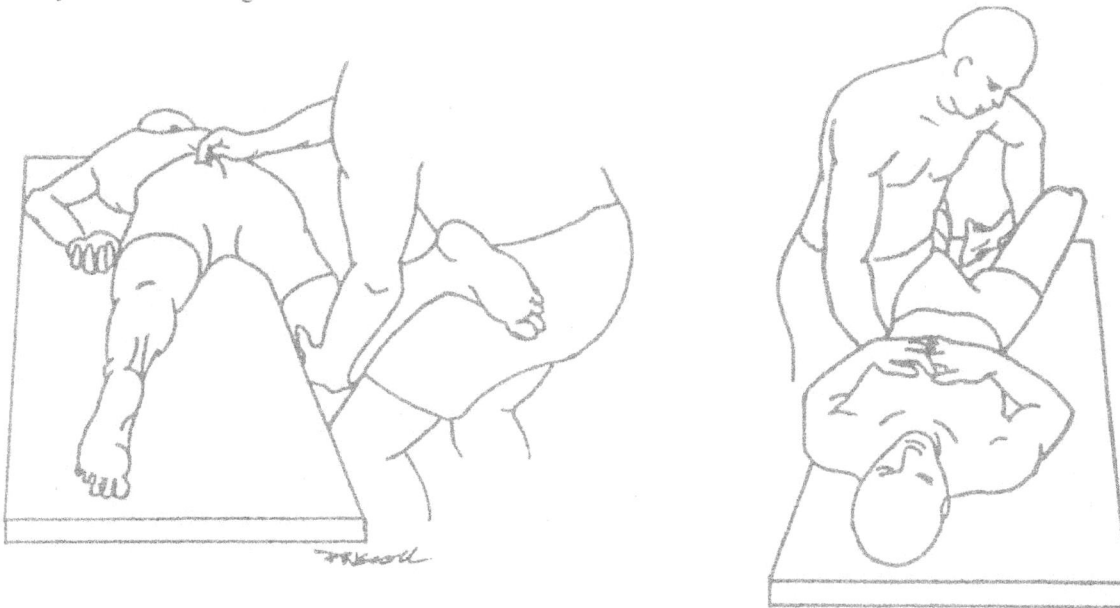

・一方の脚を自由さのある方向、もう一方の脚を制限のある方向へ。

　a) 各々の脚に同じ方向（左または右）の制限がある場合、治療は仰臥位で、両脚を揃え、機能障害がある分節でイーズな反応の生じる方向を導入する。

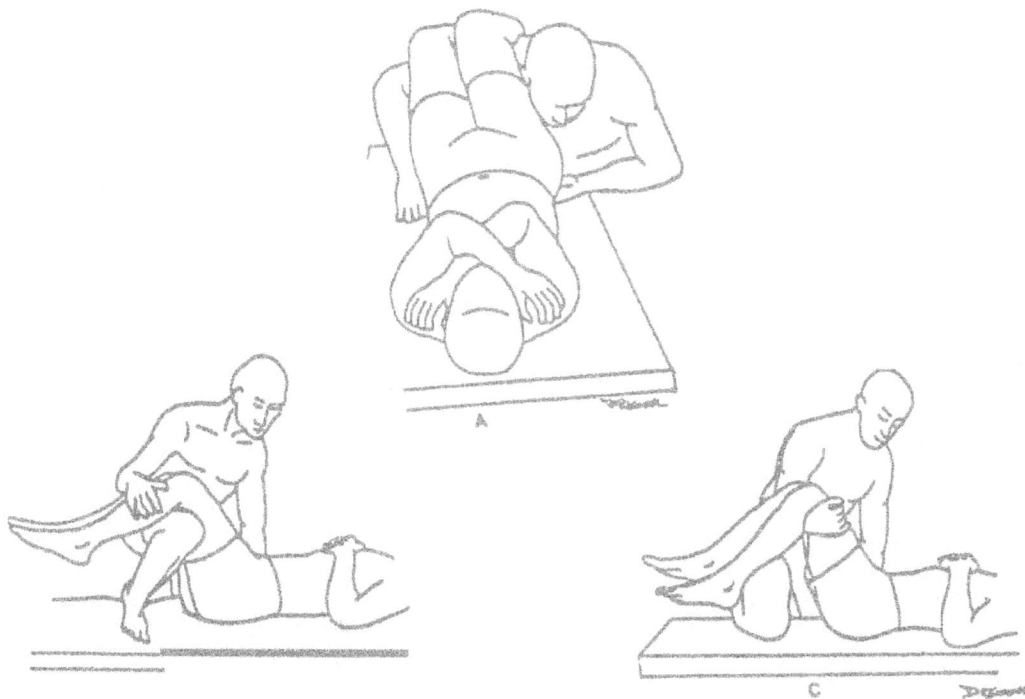

b) 各々の脚に反対方向の（正中線に向かう、あるいは正中線から離れる方向の）制限がある場合、治療では、患者の両脚を交差するか（正中線へ向かう方向が自由な場合）、足首を交差させ、両脚を外転及び外旋させる（正中線から離れる方向が自由な場合）。どちらの場合も、術者は腿で脚を支える。イーズな反応が起こる方向へ、その他の運動を導入していく。（主に、股関節の屈曲、体幹の側屈と回旋、圧縮と伸延、吸気と呼気）

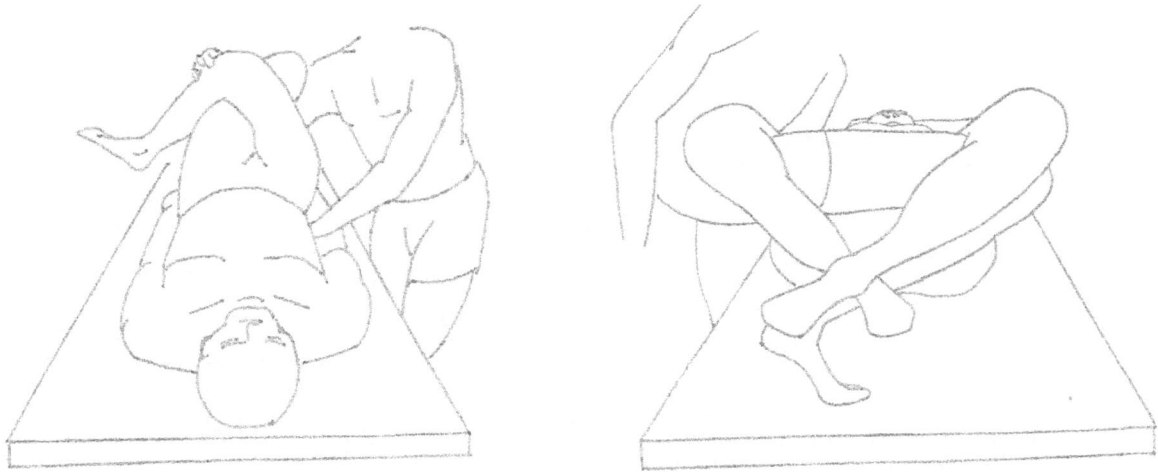

治療では、インダイレクト・テクニックで脚を扱う難しさを緩和するため、ダイレクト・テクニックを使うこともできる。その場合、脚は、どの方向でも中央分節で緊張が高まる位置に置く。緊張が高まる方向での筋肉のアクティベートを使って、反応を大きくすることができる（術者の拳に対して両脚をスクイーズするか、術者の手の力に対抗して両脚をプリングしてもらう）。

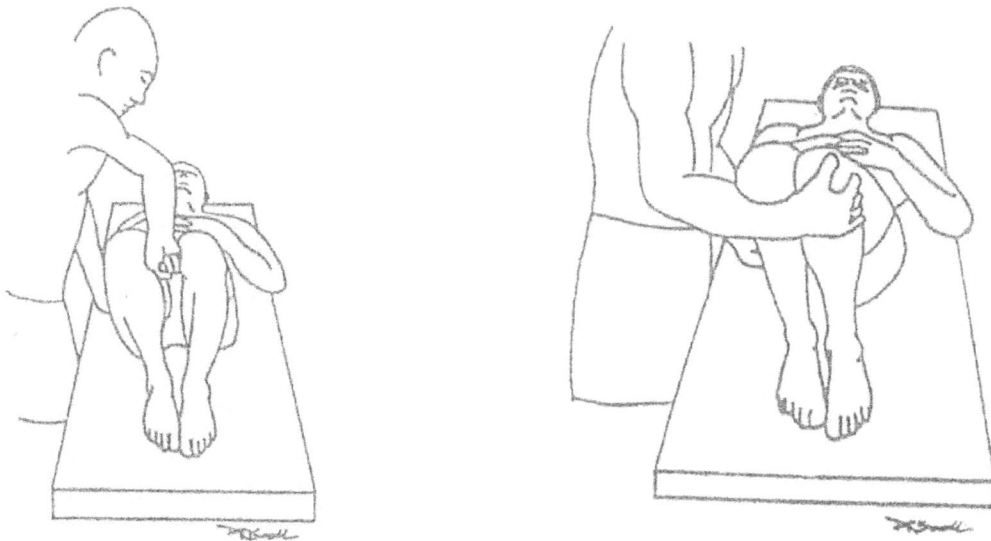

運動モデルのまとめ
仙骨骨盤

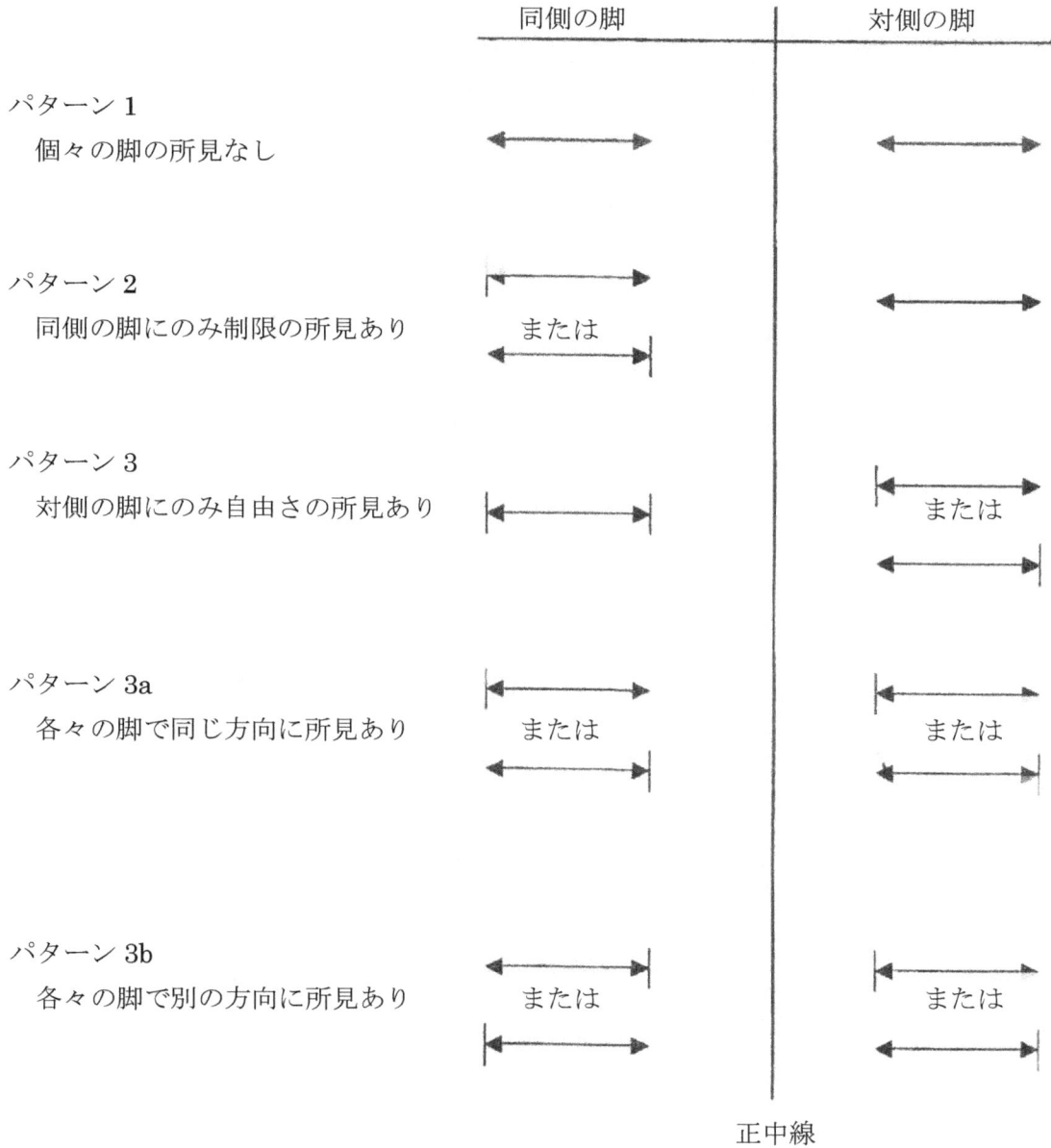

	同側の脚	対側の脚
パターン 1 　個々の脚の所見なし	←——→	←——→
パターン 2 　同側の脚にのみ制限の所見あり	←——→ または ←——→	←——→
パターン 3 　対側の脚にのみ自由さの所見あり	←——→	←——→ または ←——→
パターン 3a 　各々の脚で同じ方向に所見あり	←——→ または ←——→	←——→ または ←——→
パターン 3b 　各々の脚で別の方向に所見あり	←——→ または ←——→	←——→ または ←——→

正中線

6. 腰椎及び下部胸椎で組織に緊張がある領域に対しては、これらの領域と下肢の間にファンクショナルな関係性がある可能性があるため、同様にアプローチできる。

下肢のファンクショナル・アプローチ

下肢の評価と治療は、胸腰部、腰仙部、仙骨骨盤部の間のファンクショナルな関係性の順序と相互作用に従って同様に行う。これらの領域の治療の後、下肢の問題は解消されることが多い。それだけでなく、それらをうまく治療するために必要なフォースを伝達する梃子として下肢が使われる。

この領域のファンクショナル運動性プログラミングは、多くの場合、下肢全体の運動の協調パターンと下肢全体の位置に従う。中央分節での組織の効果的な反応を強めるために、付属器官の任意の場所でこれらのパターンが用いられる場合がある。股関節の内転／内旋は、脛骨の内旋、膝の屈曲、足首と前足の底屈／内転（下肢外反）と共に使われる。同様に、股関節の外転／外旋は、脛骨の外旋、膝の屈曲、足首と前足の背屈／外転（下肢内反）と共に使うことができる。下肢外反や下肢内反の梃子の導入は、そのいずれかを好む特定の中央分節で運動反応をテストした後で、容易に導入できる。次に微調整を行い、治療反応が最大になる位置に下肢全体を置く。

下肢外反

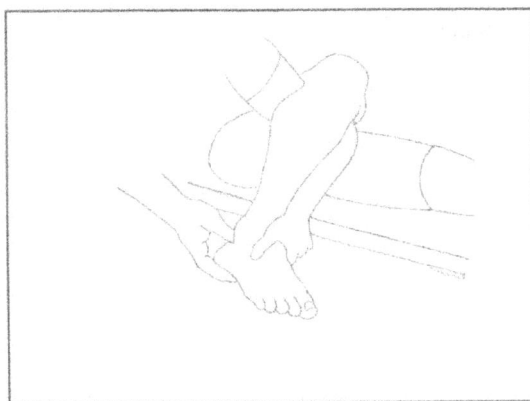

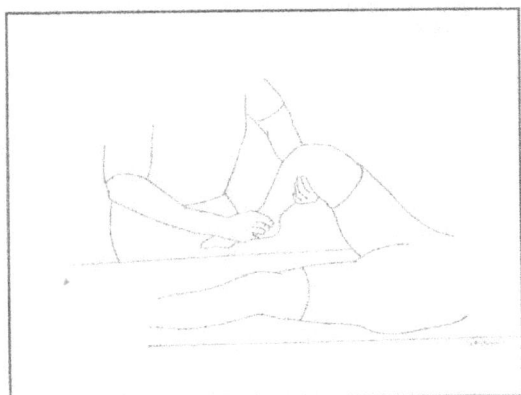
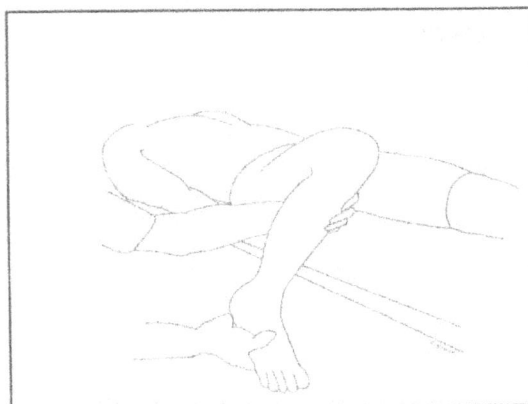

下肢内反

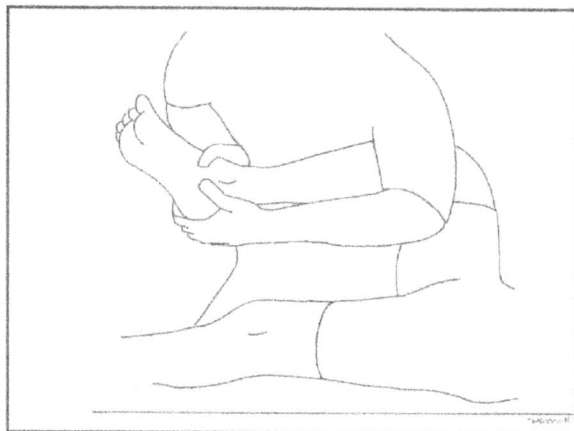 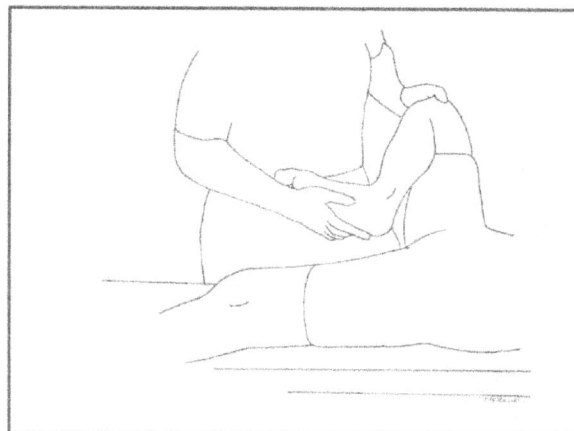

診断

1. 圧への組織の抵抗を利用して、機能障害のある側の組織（大腿／下腿）をスクリーニングする。
2. 局所の運動（股関節／膝／足首／足）をスクリーニングして、運動ユニットの混乱を見つける。
3. 組織を分節ごとにスキャンして、組織の質感の異常が最も大きい部位を見つける。
4. 運動を分節ごとにスキャンして、中央分節を見つける。

治療

1. 隣接する運動分節及び下肢全体をテストして位置を決め、中央分節のイーズな反応が最大になるようにする。
2. 下肢は関節の大きさと梃子の作用が大きいので、最適な反応を得るには、より大きいフォースと可動域が必要になる場合が多い。
3. 治療の効果は、局所の組織の直接的なアーティキュレーションではなく、下肢全体の位置に対する反応の最適化によって得られる。

下肢の運動分節は、常に直線的な形をしているわけではなく、多くの場合、円形、半円形、または三日月形をしている。
-**股関節**、内側と外側
-**膝**、脛骨・大腿骨、腓骨・大腿骨、近位脛骨・腓骨
-**足首**、距骨・脛骨、距骨・腓骨、遠位脛骨・腓骨
-**足**、距骨、踵骨、舟状骨、立方骨、楔状骨
-**爪先**

上肢のファンクショナル・アプローチ

上肢の診断と治療は、隣接する領域の間、特に頭頚部、頚胸部、胸郭の間のファンクショナルな相互作用の自然な順序に従って行う。上肢の問題は、多くの場合、これらの領域の混乱から発生し、運動性システムの不均衡をもたらす神経学的な原因とメカニカルな原因の両方を反映している。一方で、胸郭治療へのアプローチで述べたように、上肢の力はより中心的な問題を作り出し保持する上で大きな役割を果たしていることが多い。

通常は、上肢の問題を評価及び治療する前に、中心での組織の機能障害を解消する必要がある。それに対処した後に、近位と遠位の上肢構造を評価し、治療する。その際、正中線と周辺との間でフォースを直接的に伝えてバランスを取っている鎖骨から開始する。

上肢のファンクショナル・アプローチでは、単一の受動運動スキャンを使って見つけた運動の混乱がある上肢の特定の部分に焦点を当て、それによって前の項で行ったように３つの部分からなる機能障害の中央分節を見つける。治療は中央分節を触診して比較的イーズになる位置へ隣接する運動分節と上肢全体を置くことによって行う。

分節ごとのテストは、皮膚節と筋節の感覚運動配列に基づく、上肢での３分節の関係性の神経学を基礎としている。中央分節及びそれと逆の隣接の分節は、筋肉や靭帯など身体の任意の場所に導入した受動運動テストへの反応を見ることで触診できる。

診断
1. 圧への組織の抵抗を利用して、機能障害のある側の組織（上腕／前腕）をスクリーニングする。
2. 局所の運動（肩／前腕／手首）をスクリーニングして、運動性ユニットの混乱を見つける。
3. 組織を分節ごとにスキャンして、組織の質感の異常が最も大きい部位を見つける。
4. 運動を分節ごとにスキャンして、中央分節を見つける。

治療
1. 隣接する運動分節及び上肢全体をテストして位置を決め、中央分節のイーズな反応が最大になるようにする。
2. 上肢は関節の大きさと梃子の作用が大きいので、最適な反応を得るには、より大きいフォースと可動域が必要になる場合が多い。
3. 治療の効果は、局所の組織の直接的なアーティキュレーションではなく、上肢全体の位置に対する反応の最適化によって得られる。

上肢の運動分節は、常に直線的な形をしているわけではなく、多くの場合、円形、半円形、三日月形をしている。
-**鎖骨**、胸骨と肩峰
-**肩**、関節窩上腕関節の前方、上方、後方
-**肘**、橈骨·尺骨、橈骨·上腕、内側及び外側の尺骨·上腕
-**手首**、橈骨·尺骨、手根·橈骨、手根·尺骨
-**手**、手根間、手根·指骨
-**指**

ウィリアム・L・ジョンストンDOの
ファンクショナル・メソッドが
オステオパシー・マニピュレーション・メディスンで果たしたユニークな貢献

1. 体性機能障害の判断のベースとなる陽性所見を引き出すためのテストと基準が記述された標準スクリーニング・テストを用いて、体性機能障害の存在を判別した。身体の8つの領域で、運動、組織、構造ごとに2つのテストを実施する。受動運動テストでは、エンド・フィールやエンド・レンジとは関係なく、運動への抵抗が他の方向に比べて、ある方向でより早く生じるかどうかを評価する。組織については、圧力への抵抗の増加を触診して所見を導き出す。局所において、組織または構造で陽性所見が少なくとも1つ、組織の陽性所見が1つある場合に、体性機能障害があるとする。

2. 体性機能障害の特定の分節を見つけるために、パーカッション・スキャンを開発し、活用した。

3. スキャニング手順（隣接する多数の分節に1つのテストを繰り返す）を用いて、中央分節とその上下の隣接する分節とが全く逆の挙動をする3分節複合体を特定した。

4. 胸郭で、中央の脊椎の列と外側の肋骨の列との間のユニークな関係性を発見した。そこでは、各々の中央分節が、リンクしているものとして（外側の列と中央の列で運動反応が同じ）、あるいはリンクしていないものとして（外側の列と中央の列で運動反応が逆）、機能的に関係している。

5. 脊椎の列と肋骨の列の間の関係性が、リンクしていない（アコード）かリンクしている（アコード欠如）かを素早く判別するため、頭部の側屈のアコードを用いて更なる運動テストの反応を発見した。

6. 四肢と胸郭の機能障害の間にあるユニークなファンクショナルな関係性を発見した。その関係性を利用して、リンクした機能障害は下肢を使い、リンクしていない機能障害は上肢を使って、解消する。

7. 複数の分節に渡って骨が融合している領域（仙骨や胸骨など）で分節運動性システムを評価するテストを開発した。

8. 体性機能障害を局在化する3分節可動複合体を前方胸郭（胸骨肋軟骨関節）と仙骨－骨盤（仙骨腸骨関節）の2つの可動列に適用し、個々の脚の運動反応を使用して機能障害を特徴付ける。

臨床的考察

・胸郭の反射は、体重支持システム全体を通じて運動性プログラムをアクティベートする。これらのプログラムは、3つの主要な身体領域（頭／首、胸郭、骨盤）の間で、機能の協調をする。これらの領域のいずれかに粗大運動が導入されると、隣接する領域で逆の方向への関連運動が起こる（歩行のメカニクスでは、頭、腕、脚が全て逆の方向にスイングするよう協調される）。

・隣接する領域または離れた領域が、身体の任意の場所での治療反応を高めるために利用される場合がある。（肩と骨盤の前後関係）頭頚部の位置は、上部胸椎の治療（仰臥位）を強化し、下顎骨の位置は、上部頚椎の治療（仰臥位）を強化し、足首または中足骨の位置は胸郭の治療を強化する。
  - 肩と股関節との前後の関係
  - 頭蓋と頚椎の位置によって上部胸椎の治療反応が高まることがある。
  - 頭部、顔面部、下顎骨の位置によって頚椎の治療反応が高まることがある。
  - 足首または中足部の位置によって胸郭や仙骨‐骨盤の治療反応が高まることがある。
  - 目の動態や歯の噛み締めによって胸郭の治療反応が高まることがある。

・ファンクショナル・メソッドは、解剖学的または外科的に正常とは異なる身体領域に適用できる。例えば、融合した関節は動かないが、分節運動性反応はあるので、それにも関わらず動態に参加する。受動的に導入された運動への反応を触診して、ファンクショナルに治療することが可能である。同様に、既知あるいは未知の関節や骨の異常があり、そのために可動性が損なわれたり変性したり、あるいはフォースを使ったマニピュレーションの介入の安全性が見込めない場合でも、ファンクショナル・テクニックを使えば、分節の機能を反映した運動反応を容易に触診し、安全に治療することができる。

・治療反応が最適になるよう患者の位置を決めることは、患者が寝たきりの場合や、疼痛を避けるため特定の姿勢しか取れない場合を含め、ほとんどどのような状況でも可能である。ファンクショナル・アプローチは変更が可能であり、受動運動を導入する前に患者の位置を決めることでイーズな方向を達成することもできる。例えば、左側屈は右側臥位に付随して起こるし、前後並進運動、屈曲／伸展、回旋も、側臥位で容易に配置できる。

・ファンクショナルな触診スキルは身に付けることに時間がかかるが、運動性システムの反応に同調するだけでなく、ここまで見てきたように、靱帯や結合組織の反応にも同調することができる。組織の混乱を何らかのマニピュレーション・テクニックで治療すると、フルイドの機能が高まり、機能障害が解消されることが分かっている。このフルイドの反応も触診が可能であり、術者がファンクショナル治療の位置を少し長めに保持すると、感じることができる。身体全体における治療的なフルイドの反応も、これらのアプローチを使って動員することができる。

付録

コースの記入用紙

ファンクショナル・メソッドを教えている過程で、しばしば私は検査者同士の信頼性関するデータ収集を行い、習得したテストと得られた結果に再現性あるかどうかを確認した。ファンクショナル・メソッドを教える上での私たちのゴールの１つは、テスト手順をできるだけ均一にすることによって、私たちの実践の科学性を上げることである。そのためには、テストの実施方法を記述するだけでなく、できるだけ均一にそれを解釈し記録する方法も記述する必要がある。私たちが触診スキルを使って行ったことが客観的なものと見なされるためには、触診での所見が再現可能なものでなければならない。つまり、胸骨肋軟骨部の検査者複数名が同じ被検者に対して同じテストを実施した時に、同じ所見が観察されなければならないということだ。

この臨床科学という重要な側面を更に探索し、私たちのテスト方法の客観性を確立する能力を高めるために、その客観性を検証する書類作成に役立つ記入用紙をいくつか用意した。このテキストで扱った３種類のテスト手順（スクリーニング、スキャニング、分節テスト）用の用紙がある。

最初の記入用紙では、スクリーニング検査で用いる４８のテストがリストされ、構造、組織、運動のテストに分けられている。検査者はこの記入用紙を使って各々の所見を記録することができる。また、領域ごとに分けられた２枚の記入用紙「スクリーニング検査の記録」には、あらゆる陽性所見の検査数値を入れることができる。「局所体性機能障害」は、組織の陽性所見及び運動または構造の陽性所見のいずれかを持つ領域で容易に判別できる。個人情報を守り、複数の検査者が同じ被験者に実施したテストの比較を容易にするため、検査者と被検者は番号で記される。

更に、胸郭における分節運動テストの個々の所見を詳述する用紙がある（分節運動挙動の記録）。この用紙の使い方はいくつかあるが、講師が胸郭の３分節複合体を特定してその機能障害の脊椎レベルを記し、更に色ペンで被験者に点を打つとよいだろう。続いて同じ脊椎レベルで複数の検査者が分節テストを実施して記載することで、多数のレベルが特定される。記入用紙に示されている触診テストには、体幹と頭部から側屈が導入されたときにその脊椎レベルで示された反応、肋骨の機能障害が左右のどちらにあるか、吸気または呼気への抵抗が肋骨に現れているか、などがある。

適用するテストの均一性、触診への反応の解釈、所見の記録方法が、再現性と検査者間の信頼性の成否に影響する主要な要因である。あらゆるフィードバックを著者に送って欲しい（drhfriedman@gmail.com）。

登録情報

名前　　　　　　　　　　　　　　　生年月日

住所

国　　　　　　　　　　　　国番号

電話番号　　　　　　　　Ｅメール　　　　　　　　　　　　性別

学校

これまでに受講したファンクショナルのクラス：

開業　　　　はい　　いいえ　　場所

講師　　　　はい　　いいえ　　学校

学生　　　　はい　　いいえ　　学校

その他

医学的な問題のリスト：

手術歴：

クラス受講番号

構造
1	下方乳様突起	左	右	
2	下方第一肋骨（僧帽筋前方部）	左	右	
3	下方肩峰	左	右	
4	下方肩甲骨角	左	右	
5	下方腸骨稜	左	右	
6	下方大転子	左	右	
7	下方足底弓	左	右	
8	腰椎の凸	左	右	
9	胸郭の回旋	左	右	
10	前方骨盤	左	右	
11	前方肩	左	右	
12	前方眼窩	左	右	
13	顎の偏位－リラックス、オープン	左	右	
14	頚椎の前弯	増加	減少	正常
15	胸椎の後弯	増加	減少	正常
16	腰椎の前弯	増加	減少	正常

組織
17	下腿の組織の緊張	左	右	
18	大腿の組織の緊張	左	右	
19	臀部の組織の緊張	左	右	
20	仙骨の組織の緊張は増加するか？	はい	いいえ	
21	下部腰椎の組織の緊張は増加するか？	はい	いいえ	
22	上部腰椎の組織の緊張は増加するか？	はい	いいえ	
23	下部胸椎の組織の緊張は増加するか？	はい	いいえ	
24	上部胸椎の組織の緊張は増加するか？	はい	いいえ	
25	下部頚椎の組織の緊張は増加するか？	はい	いいえ	
26	上部頚椎の組織の緊張は増加するか？	はい	いいえ	
27	顎の筋肉の緊張－弛緩	左	右	
28	顎の筋肉の緊張－噛みしめ	左	右	
29	前腕の組織の緊張	左	右	
30	上腕の組織の緊張	左	右	
31	上部前方胸郭の組織の緊張	左	右	
32	下部側方胸郭の組織の緊張	左	右	

受動運動の導入時に生じる運動の抵抗
33	膝の過伸展	左	右	
34	骨盤の側方移動	左	右	
35	片足立ち（ストーク）テスト	左	右	
36	アクティブな腰椎側屈の制限	左	右	
37	36 で凹部への回旋が起こるか？	はい	いいえ	

（坐位）
38	前腕の回内	左	右	
39	肩／体幹の側屈	左	右	
40	肩／体幹の回旋	左	右	
41	頭／首の側屈	左	右	
42	頭／首の回旋	左	右	
43	外側への脚のスイング	左	右	
44	上部前方胸郭への吸気	左	右	
45	下部側方胸郭への吸気	左	右	

（仰臥位）
46	頭上への腕の外転	左	右	
47	CRI ヴォールト・ホールド	過活動	弱化	正常
48	屈曲または伸展の制限	はい	いいえ	

局所スクリーニング・テストの記録

患者 ：
検査者 ：

	変性			体性機能障害
	組織の質感	運動	構造	
頭部／顔面				
頚部				
胸部				
腰部				
仙骨骨盤				
胸郭				
上肢				
下肢				

	変性		
	組織の質感	運動	構造
頭部／顔面	27 28	47 48	12 13
頚部	25 26	41 42	1 14
胸部	23 24	39 40	3 15
腰部	21 22	36 37	8 16
仙骨 － 骨盤	19 20	34 35	5 10
胸郭	31 32	44 45	2 9
上肢	29 30	38 46	4 11
下肢	17 18	33 43	6 7

◆部位ごとの６つのテストのための基準。組織が２つ、運動が２つ、構造が２つ

◆**局所体性機能障害のための基準**：いずれかの部位で、組織テストの陽性が１つ及び運動テストまたは構造テストの陽性が１つ

局所スクリーニング検査の記録

患者：

検査者：

	変性			体性機能障害
	組織の質感	運動	構造	
頭部／顔面				
頚部				
胸部				
腰部				
仙骨骨盤				
胸郭				
上肢				
下肢				

	変性		
	組織の質感	運動	構造
頭部／顔面	27　28	47　48	12　13
頚部	25　26	41　42	1　14
胸部	23　24	39　40	3　15
腰部	21　22	36　37	8　16
仙骨 － 骨盤	19　20	34　35	5　10
胸郭	31　32	44　45	2　9
上肢	29　30	38　46	4　11
下肢	17　18	33　43	6　7

◆部位ごとの6つのテストのための基準。組織が2つ、運動が2つ、構造が2つ

◆**局所体性機能障害のための基準**：いずれかの部位で、組織テストの陽性が1つ及び運動テストまたは構造テストの陽性が1つ

分節運動挙動の記録

脊椎	側屈への抵抗				肋骨		抵抗	
	肩／体幹		頭／首					
場所	右へ？	左へ？	右へ？	左へ？	右？	左？	吸気？	呼気？

患者：

検査者：

分節運動挙動の記録

脊椎	側屈への抵抗				肋骨		抵抗	
	肩／体幹		頭／首					
場所	右へ？	左へ？	右へ？	左へ？	右？	左？	吸気？	呼気？

患者：

検査者：

コース スケジュール

ファンクショナル・メソッド　パート1

1日目

ファンクショナル・メソッド：概念的発展

ファンクショナル問題解決の概論

局所テストの選択：スクリーニング検査のデモンストレーション

休憩

スクリーニング検査（続き）

パーカッション・スキャン：脊柱領域

昼食

機能障害の挙動運動性複合体を局在化するスキャニング検査

　　・呼吸による局在化

　　・側屈による局在化

分節運動機能障害の診断と治療の概論

頚椎：デモンストレーションと実践

　　・分節運動テスト及びファンクショナル・マニピュレーション

休憩

頚椎（続き）

胸椎：デモンストレーションと実践

　　・分節運動テスト及びファンクショナル・マニピュレーション

　　　　中部胸椎（体幹使用）

　　　　上部胸椎（頭部使用）

　　　　下部胸椎（下肢使用）

コース　スケジュール

ファンクショナル・メソッド　パート１

2日目

胸椎（続き）
分節フィードバック・コントロールと影響の低減
休憩
胸郭のファンクショナル・アプローチ
胸郭：デモンストレーションと実践
　　　・肋骨機能障害の分節運動テスト
昼食
胸郭：デモンストレーションと実践
　　　・呼気及び吸気に抵抗する肋骨のファンクショナル・マニピュレーション
休憩
胸郭：デモンストレーションと実践
　　　・肋骨脊椎接合部の診断と治療

コース スケジュール

ファンクショナル・メソッド　パート１

３日目

胸郭（続き）
休憩
前方胸郭
　　・体性及び内臓入力への胸骨肋軟骨接合部の反応
前方胸郭：デモンストレーションと実践
　　・胸骨肋軟骨接合部機能障害のファンクショナル・マニピュレーション

コース　スケジュール

ファンクショナル・メソッド　パート２

１日目

コース概論

胸郭：復習

休憩

胸郭：復習

昼食

頚椎：復習

休憩

上肢：デモンストレーションと実践

　・分節運動テスト及びファンクショナル・マニピュレーション

56

コース スケジュール

ファンクショナル・メソッド パート2

2日目

上肢（続き）

休憩

仙骨骨盤：デモンストレーションと実践
　　・分節運動テスト

昼食

仙骨骨盤：デモンストレーションと実践
　　・分節運動テスト及びファンクショナル・マニピュレーション

休憩

腰椎：デモンストレーションと実践
　　・分節運動テスト及びファンクショナル・マニピュレーション

ファンクショナル・メソッド　パート2

3日目

復習

下肢：デモンストレーションと実践

　　　・分節運動テスト及びファンクショナル・マニピュレーション

休憩

下肢：デモンストレーションと実践

　　　・分節運動テスト及びファンクショナル・マニピュレーション

臨床的統合

著者について

ハリー・D・フリードマン DO FAAO

フリードマン博士は、アメリカ・オステオパシー・アカデミーのフェローであり、疼痛管理及び統合健康医療への多くの専門的なアプローチを持つ世界的に有名なオステオパシーの専門家である。博士は、筋骨格系、神経、血管、消化器、心肺、泌尿生殖器、感染などあらゆる種類の健康問題を診断し治療するオステオパシー・マニピュレーション・メディスンを行っている。オステオパシー・マニピュレーションは、高度で専門的な触診スキルを用い、生理状態の混乱を評価して治療し、患者に内在する健康と活力を刺激する。

フリードマン博士は、ファンクショナル、筋筋膜、頭蓋、内臓、カウンターストレイン、マッスルエナジー、高速低振幅（HVLA）、アーティキュレーションなど、多くの種類のマニピュレーション・アプローチを用いる。また、治療的エクササイズ、固有感覚の再トレーニング、姿勢矯正、種々の注射も使い、理学療法、ホメオパシー、中医学、栄養学、バイオフィードバック、心理療法の他の専門家とも密接に連携している。

フリードマン博士は世界中で教え、各国でのオステオパシーのプログラムの設立を助けた。博士は、San Francisco International Manual Medicine Society（サンフランシスコ・インターナショナル・マニュアル・メディスン・ソーシエティ）の共同創設者であり、「ファンクショナル・メソッド」3冊からなる「カウンターストレイン・アプローチ」、「筋筋膜及び筋膜靭帯アプローチ」、「プライマリー・レスピレーション・メカニズム・アプローチ」の教本など、多くの本を著している（www.sfimms.com）。フリードマン博士は、多くのテキストにも寄稿し、臨床研究を行い、多くの学会誌で論文を発表している。

フリードマン博士はカリフォルニア州サンノゼで開業し、絵画とジャズを楽しんでいる。

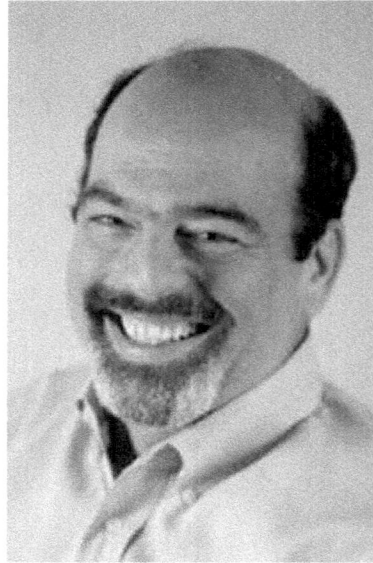

翻訳　池島良子
監訳　鈴木真里子
　　　友広勝哉

用語参照

ファンクショナル：機能的

ファンクショナル・メソッド：機能的方法

アロパシー：対症療法

ユニット：単位

メカニカル：機械力学的

フィクセーション：固着

コンプライアンス：容易性

イーズ：楽、楽さ

バインド：拘束

フォース：力

バランス：均衡

フォース・ベクトル：力の方向性

メカニクス：力学

パーカッション：打診

プロセス：過程

シアー：剪断

プローブ：探査

ダイレクト・テクニック：直接法

インダイレクト・テクニック：間接法

アーティキュレーション：関節運動

アンワインディング：解きほぐし

リリース：解放

セット・ポイント：設定点

エンド・フィール：終端感覚

エンド・レンジ：可動域終端

リンケージ：連動

アコード：一致

リスニング・ハンド：傾聴手

スクイーズ：押し付ける

プリング：開くように

リバウンド：跳ね返り

バウンド：弾み

ファシリテーション：促通

アクティベート：活性化

フルイド：流動体

ストーク：こうのとり

プライマリー・レスピレーション：第一次呼吸

機能障害：ディスファンクション

体性機能障害：ソマティック・ディスファンクション

運動：モーション

運動性：モーター

動態：ムーブメント

位置：ポジション

可動：モバイル

正中線：ミッドライン

緊張：テンション

可動性：モビリティ

恒常性：ホメオスタシス

協調：コーディネーション

動的：ダイナミック

静的：スタティック

入力：インプット

出力：アウトプット

既定：デフォルト

分節：セグメント

梃子：レバー

並進：トランスレーション

粗大：グロス

牽引：トラクション

伸延：ディストラクション

圧縮：コンプレッション

能動的：アクティブ

受動的：パッシブ

活力：バイタリティ

中立：ニュートラル

鏡像：ミラー・イメージ

軸点：ピボット・ポイント

仰臥位：背臥位

伏臥位：腹臥位

側臥位：横臥位

60

メモ

メモ

メモ

メモ

神経筋骨格系メディスン SFIMMS シリーズ

著者：ハリー・フリードマン D.O., ヴォルフガング・ギラー D.O., ジェレル・グラスマン D.O.

オステオパシーの患者ケアのアプローチには、多様な問題解決及び治療のオプションがある。触診スキルを培うことが、神経筋骨格機能の診断的評価の基礎となり、また、健康を維持し病気を克服する上で統合的な役割を果たす土台となる。オステオパシー治療及び問題解決スキルでは、患者全体の治療反応を考慮に入れるホリスティックなアプローチを適用している。最大限の結果を引き出すため、診断と治療の様々な方法が開発されてきた。

このオステオパシー・マニピュレーション・メディスン・テキストのシリーズは、理論、触診、診断、治療を含む包括的な教育コースを提供するものである。思慮深い学生であれば、詳細で明確なトピック紹介とスキル育成のシーケンスの価値が分かるだろう。精密で写実的な挿絵は、人体と解剖のモデルによってテーブル・セッションを正確に描写している。

カウンターストレイン・アプローチ　オステオパシー・マニピュレーション・メディスン
・基礎及び中間レベルの教育マニュアル
・インダイレクト・テクニック及びポジショニングによる自発的リリースの理論原則
・各身体領域に対する圧痛点触診の診断的応用
・各圧痛点に対する複数の治療手順

筋筋膜及び筋膜-靭帯アプローチ　オステオパシー・マニピュレーション・メディスン
・基礎及び上級レベルの教育マニュアル
・結合組織に関する詳細な解剖学と生理学
・筋筋膜及び筋膜-靭帯リリースの理論的原則
・筋筋膜スクリーニング検査を含む、身体の各領域に対する診断及び治療アプローチ
・リリース強化操作及び複数の術者のテクニック
・ドクター・ウォード、チラ、ベッカー、バラル、サザーランドのアプローチを含む

プライマリー・レスピレーション・メカニズムに対する
オステオパシー・マニピュレーション・メディスン・アプローチ
・基礎、中間、上級レベルの教育マニュアル
・頭蓋の概念の基礎となる解剖学的関連及び生理学的原則
・全身への診断的なタッチを促進するための触診エクササイズ
・診断及び治療アプローチは、頭蓋メカニズムのフルイド、膜（硬膜）、筋肉、関節、骨に焦点を当て、頭蓋スクリーニング検査も含む
・乳幼児及び子供に対する複数の術者のテクニック及びアプローチを含む

ファンクショナル・メソッド　オステオパシー・マニピュレーション・メディスン

・ウィリアム・L・ジョンストン DO FAAO によって開発されたファンクショナル・メソッド・アプローチを紹介する

・２つの基礎レベルのコースで全ての身体領域をカバーする

・全ての身体領域間のファンクショナルな関係性の理解に基づくユニークな触診を紹介する

・受動運動テストに基づく診断原則

・治療では、身体領域間の適切な関係性を回復させるため、所見に基づく触診を的確に適用する

email:admin@sfimms.com

www.sfimms.com

San Francisco International Manual Medicine Society (SFIMMS)

Therapeutics(セラピューティクス)

www.ingramcontent.com/pod-product-compliance
Lightning Source LLC
Chambersburg PA
CBHW081110220326
41598CB00038B/7299